名家谈健康

《大众医学》杂志 70 年精华丛书

中医名家话养生

值得珍藏的 100 个养生保健小知识

《大众医学》编辑部
汇编

上海科学技术出版社

图书在版编目（CIP）数据

中医名家话养生：值得珍藏的 100 个养生保健小知识 /《大众医学》

编辑部汇编 . — 上海：上海科学技术出版社，2018.9（2024.1重印）

（名家谈健康：《大众医学》杂志 70 年精华选编）

ISBN 978-7-5478-4124-2

Ⅰ. ①中… Ⅱ. ①大… Ⅲ. ①养生（中医） Ⅳ. ① R212

中国版本图书馆 CIP 数据核字（2018）第 161332 号

中医名家话养生

值得珍藏的 100 个养生保健小知识

《大众医学》编辑部 汇编

上海世纪出版（集团）有限公司

上 海 科 学 技 术 出 版 社 出版、发行

（上海钦州南路 71 号 邮政编码 200235 www.sstp.cn）

永清县晔盛亚胶印有限公司印刷

开本 787×1092 1/16 印张 14

字数：180 千字

2018 年 9 月第 1 版 2024 年 1 月第 3 次印刷

ISBN 978-7-5478-4124-2/R·1683

定价：58.00 元

序

2016 年 8 月，习近平总书记在全国卫生与健康大会上提出：没有全民健康，就没有全面小康，要把人民健康放在优先发展的战略地位。党的十九大报告也明确提出实施健康中国战略，为人民群众提供全方位、全周期的健康服务。要实现全民健康的宏伟目标，除了积极构建完善的医疗保障体系、提高医疗技术水平以外，必须大力推动医学科普工作，通过多种形式普及医学科学知识，提高人民群众的健康素养，促使其主动争取健康，做到未病先防、有病早治。

1948 年，裘法祖教授、过晋源教授等在上海创办了我国第一本医学科普杂志——《大众医学》。作为医学保健知识的传播媒介，《大众医学》在兼顾趣味性、通俗性、实用性的同时，始终牢牢把握"让医学归于大众"这个前提，坚持约请学有专长、拥有第一手资料的专业人员撰稿。许多医学界的老前辈、知名三甲医院的学科带头人都曾多次为杂志撰稿，宣传和普及最新医学科学知识。

在创刊 70 周年之际，《大众医学》编辑部从多年来积累的大量医学科普资源中，筛选出一批集权威性、科学性、通俗性、实用性于一体的优质科普文章，汇编成"名家谈健康"系列丛书。丛书涉及健康理念、常见慢性病防治、中医养生、女性保健等多个领域，汇集了数百位名医名家的优秀作品，通俗易懂、科学实用，是一套十分适合广大人民群众反复阅读、认真学习的医学科普参考书。

《大众医学》顾问委员会主任委员、中国科学院院士

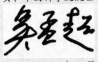

2018 年 6 月

养生之道，自古有之。中医养生，更是历史悠久、长盛不衰。在当今社会，人们的生活节奏快，工作压力大，有的人在忙碌中忽视了自身健康；有的人缺乏健康知识，不懂如何保健。虽是人人企盼健康，处处可见养生宣传，但一片喧嚣中，养生的真谛似乎离我们更加遥远。

本书集《大众医学》杂志七十年之精华，精心挑选了一百篇由知名中医专家撰写的优秀科普文章，以期帮助大家找到适合自己的"养生之路"。书中内容既有理论探索，也有实践总结，七十年来的中医名家们，以诚恳生动的文笔，向读者介绍了自己的"养生之道"。其中包括"国医大师"朱良春的"长寿粥"、沈自尹院士的"健康四计"、"国医大师"朱南孙的"养颜三豆饮"等许多名老中医的养生体会和经验。

本书主要内容分为"养生有道""进补有方""验方有效"三部分，涉及中医饮食、起居、情志、药物、经穴、运动养生等几大类，内容丰富，而方法简单。难能可贵的是，本书作者虽然名家众多，但无一例外地表达了"养生没有统一模式"的观点，希望读者不盲从，阅读时坚持理智的思考，将书中内容活学活用，找到适合自己的方法，才是合理的、有效的。

最后，希望各位读者看完本书后，在养生之道上能有所收获，走得更顺畅。祝老年朋友们老当益壮，寿比南山；年轻朋友们身强体健，事业进步！

《大众医学》编辑部

2018 年 6 月

鸣谢

（排名不分先后）

—— 朱良春　江苏省南通市中医院主任医师

—— 孟景春　南京中医药大学教授

—— 沈自尹　复旦大学附属华山医院主任医师

—— 朱南孙　上海中医药大学附属岳阳中西医结合医院主任医师

—— 张重华　复旦大学附属眼耳鼻喉科医院主任医师

—— 仝小林　中国中医科学院广安门医院主任医师

—— 刘嘉湘　上海中医药大学附属龙华医院主任医师

—— 宋为民　南京中医药大学教授

—— 夏桂成　江苏省中医院主任医师

—— 蔡淦　上海中医药大学附属曙光医院主任医师

—— 王辉武　重庆医科大学附属第二医院主任医师

—— 王灵台　上海中医药大学附属曙光医院主任医师

—— 沈丕安　上海中医药大学附属市中医医院主任医师

—— 时毓民　复旦大学附属儿科医院主任医师

—— 马有度　重庆医科大学附属第一医院主任医师

—— 李祥云　上海中医药大学附属龙华医院主任医师

—— 陈以平　上海中医药大学附属龙华医院主任医师

—— 吴银根　上海中医药大学附属龙华医院主任医师

—— 李其忠　上海中医药大学教授

—— 蒋　健　上海中医药大学附属曙光医院主任医师

—— 叶　进　上海中医药大学教授

—— 温长路　中华中医药学会教授

—— 潘朝曦　上海中医药大学教授

—— 冯　明　山西省中医院主任医师

—— 李　斌　上海中医药大学附属岳阳中西医结合医院主任医师

—— 刘　毅　上海中医药大学附属市中医医院主任医师

—— 孟仲法　上海中医药大学附属市中医医院主任医师

—— 张惠勇　上海中医药大学附属龙华医院主任医师

—— 孙　伟　江苏省中医院主任医师

—— 达美君　上海中医药大学教授

—— 刘东莉　空军总医院主任医师

—— 秦悦农　上海中医药大学附属龙华医院主任医师

—— 陈健民　复旦大学附属华山医院主任医师

—— 陈百先　同济大学附属同济医院主任医师

—— 陈德兴　上海中医药大学教授

—— 方　泓　上海中医药大学附属龙华医院主任医师

—— 成　扬　上海中医药大学附属曙光医院主任医师

—— 戴豪良　复旦大学附属中山医院主任医师

—— 张国玺　中国中医科学院西苑医院主任医师

—— 谭立兴　华中科技大学同济医学院附属同济医院主任医师

—— 葛德宏　上海中医药大学教授

—— 王明辉　湖南省中医院主任医师

—— 赵章忠　上海中医药大学教授

—— 苏　励　上海中医药大学附属龙华医院主任医师

—— 李培旭　河南省中医院主任医师

—— 刘福官　上海中医药大学附属曙光医院主任医师

—— 鲍春龄　上海中医药大学附属岳阳中西医结合医院主任医师

—— 康正祥　上海中医药大学附属曙光医院主任医师

—— 杨佩兰　上海中医药大学附属岳阳中西医结合医院主任医师

—— 徐玲玲　上海中医药大学附属岳阳中西医结合医院主任药师

—— 余小萍　上海中医药大学附属曙光医院主任医师

—— 朱凌云　上海中医药大学附属市中医医院主任医师

—— 陈永灿　浙江省立同德医院主任医师

—— 张　炜　上海中医药大学附属曙光医院主任医师

—— 顾学裘　沈阳药科大学教授

—— 杨柏灿　上海中医药大学教授

—— 招萼华　上海市中医文献馆主任医师

—— 辛　宝　陕西中医药大学副教授

—— 郭丽娜　广东省中医院副主任医师

—— 奚　燕　上海中医药大学附属龙华医院副主任药师

—— 王一飞　上海中医药大学附属岳阳中西医结合医院副主任医师

—— 钱　赟　上海中医药大学附属市中医医院副主任医师

—— 胡劲松　上海交通大学医学院附属瑞金医院北院副主任医师

目录

■ 进补有方 / 079

养生有道

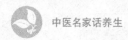

第一章

名医们的养生经

朱良春：我的两个养生习惯

很多初次见面的人，一听说我九十多岁了还每周出诊看病，身体也颇硬朗，必定打听我的长寿之道。其实我终年忙碌，很少有时间专门从事某种养生活动。如果一定要说有哪项具体养生措施的话，那就提两点。

—— 一定要在子时前入睡

我在担任院长的二十多年中，白天既要上门诊，又要开会、处理行政事务，晚上回到家还要写文章，给患者回信。但是无论多忙，我都尽量在晚 12 点之前入睡。晚上 11 点到午夜 1 点，也就是子时，是人体阴阳交接的时候。这个时候是一天中阴气最盛、阳气最弱的时段。《黄帝内经》说："阳气尽则卧，阴气尽则寐。"所以，这个时候是睡眠的最好时间。也就是要学会顺应大自然昼夜的阴阳变化，如果继续熬夜，或过了午夜 1 点入睡，就会耗损人体的阳气，第二天阳气不足，就打不起精神了。即使你睡到第二天日上三竿都补不过来。

常年爱喝养生粥

为了解决身体疲劳的问题，我经常喝粥，也有人把我的配方叫作"朱氏长寿粥"，方法是用生黄芪煎沸，去渣后加入薏苡仁、枸杞子、百合、绿豆等同煮粥，早晚食之。此粥有益气健脾、解毒防病之功，我常年服用。

配料：黄芪50克，绿豆、扁豆、莲子、薏苡仁各10克，大枣6克，枸杞子2克。

做法：先做黄芪水，黄芪加入适量的水，小火煮15分钟，将水滗出，再加入适量的水，再煮15分钟，将水滗出，黄芪水便做好了。

将其他原料放入特制的黄芪水中，熬成粥即可。注意枸杞子一定要等最后粥快熬好再放，以免久煎影响药性。

此粥最早是母亲给我熬，后来是妻子给我煮，现在是女儿给我做，可以说已经经历了三代人的手，坚持了几十年。虽然我觉得此粥使我受益匪浅，但是未必人人需要。就像中医的辨证论治需要个体化一样，中医的养生也需要个性化，辨证养生是一个原则，不能跟着宣传跑，听别人一说就跟着学。应该结合自己的体质，做到辨证养生。

2

孟景春：四大基本养生法，
人人可以掌握

我国的养生法，可谓源远流长、历史悠久，其内容丰富，方法众多，据粗略统计不下百余种，大致可分为：饮食、起居、情志、药物、气功、经穴、运动养生等七类。

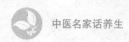

养生法众多，要达到强身祛病的目的，是否多多益善呢？我看未必。是否越是复杂高深，其功益也越大？我看也不尽然。相反，如择其中简而易行者，只要坚持不懈，同样能取得良好效果。

四大基本养生法

饮食养生　其含义并不是指天天需吃山珍海味、美味佳肴，而是指营养要全面。什么是营养全面呢？概括地讲：五谷相杂，精粗结合，荤素搭配，以素为主。因人体所需的营养物质存在于各种食物之中，倘若什么都吃不挑食，就能全面摄取身体所需的各种营养成分。现代营养学家倡导的"杂食"观点、"均衡"膳食，其实质就是应该全面摄取人体所需的营养物质。

运动养生　除参加运动外，还应包括适度的劳动。无论是运动还是劳动，掌握"适度"很重要；怎样才算"适度"呢？也就是在运动或劳动时，以全身感到温热，微微有汗为度，此时已达到筋骨滑利、血气流畅的目的。

情志养生　平时应心胸开阔，保持乐观心情。俗话说"笑一笑，十年少"，如能保持精神愉快，就能延年益寿。反之，若经常郁郁不乐，就易积郁成疾。

起居养生　强调"有常"，即指生活要有规律。例如养生者大多有早睡、早起的习惯，这便是"有常"之意。如果睡眠与起身时间无规律性，则必然要破坏人体生物钟的运转规律，轻者精神恍惚，重者引起失眠。

简而易行的养生法还有：饭后散步，摩腹助消化；睡前温水洗足利于安眠，即在睡前以温水泡脚约 5 分钟，洗毕擦干，再摩足心（涌泉穴）；小便时闭口咬牙能固齿；常以冷水洗脸，按揉迎香、合谷穴能预防感冒等。还有如孙思邈所提倡的咽津、琢齿、摩眼（熨目）、弹耳、梳发等 16 种，被称为"养生十六法"。

养生还需将各种方法有机结合，融会贯通，不能择其一端，不计其余。如饮食养生固然很重要，但不注意情志养生、运动锻炼，也不能达到良好的养生目的。如忧思郁怒，就会影响食欲，妨碍食物的消化吸收。此外，关于食疗，经常可以看到"土豆可以治百病""男女老少都要吃点当归"这类泛化的结论。对此，大家要明白，中医讲究"辨证论治"，每个人的体质特点不一样，没有适合任何人的养生法；任何药物都不可能包治百病，何况食物。

3

沈自尹：健康延寿，靠你自己

心理平衡

心理的变化对生理的影响可说是至关重要。美国有实验将受试者分为两组，一组为对照组，另一组提前 3 天即被告知要看滑稽录像带。后一组人立刻出现生理上变化，他们体内感受压力的激素皮质醇下降 39%，肾上腺素下降 70%，而使人感到愉悦和放松的激素内啡肽增加 27%，生长激素增加 87%。仅仅是期待开心事就使生理上出现这样大的有利变化，难怪健康长寿多与开朗乐观为伴，忧郁烦恼总同病夫相随。

护脑健脑

护脑健脑，也就是要勤用脑，因生物"用进废退"是自然规律，大脑不用就退化，而且要让脑子接受"新奇的体验和刺激"。随着年龄增

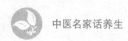
长，脑细胞会逐渐减少，但大脑在受到良性的刺激和挑战之后，脑细胞就会长出树突（即神经元突触），美国曾剖视了一组死者的大脑，其中1/3 为意外死亡的正常中年人，1/3 为意外死亡的正常老年人，1/3 为因衰老而死的老年人。特制的计算机控制电镜统计了每个人大脑细胞的树突数，发现正常老年人的树突长度和分枝数均明显地胜过中年人，而树突最少的是因衰老而死亡的老年人，说明人的大脑并不一定因年龄增长而衰退。

另有证据显示从 50 岁到 70 多岁，大脑关键的信息处理区会有大量树突生长出来，同时大脑处理信息的过程往往出现迟缓。但发明创造并不依赖于反应的速度，而在于大脑关键信息处理区许多树突之间不断相互搜索与选择促成非同寻常的信息整合，一旦成熟，创造性灵感有的突然出现，有的悄然而至。

脑子不用则退，但亦并非一用就灵，老年人要向前看，主动应对挑战与刺激，使大脑处于活跃敏锐的状态。如此，不仅有助于延缓衰老、延长寿命，老年人还可能达到创造力的巅峰期，"大器晚成"！

合理膳食

老年人少吃肥肉　常说老年人最好吃得清淡些，"清"就是少油腻，"淡"就是少盐酱。关于少油腻，具体地说就是老年人最好不吃肥肉和荤油，因为动物脂肪富含饱和脂肪酸以及胆固醇，会提高血液中的低密度脂蛋白胆固醇（称为有害的血脂），使它在动脉壁上沉积如粥样的斑块，形成动脉管腔狭窄，甚至堵塞，造成动脉供血区发生缺血性变，在心脏是心肌梗死，在脑区就是脑梗死。所以老年人不论血脂是否异常，都应少吃肥肉，而宜于从乳、鱼、虾、蛋、豆类中摄取必需的蛋白质。

视血脂情况适量吃蛋　鸡蛋的蛋黄含有高胆固醇，老年人食谱中是否应该经常出现，一直是有争议的话题。实际上，由于鸡蛋白属于优质蛋白，蛋黄含有比大豆中含量高得多的卵磷脂（能增强记忆力和思维能力）。这种健脑食品在血脂不高或血脂经用药物控制良好的情况下，老年人可以隔天吃 1 只蛋。

人到老年该多吃点鱼 鱼类蛋白质容易消化，不论深海鱼、浅海鱼都含有不饱和脂肪酸，如 EPA、DHA 对高脂血症、高血黏度有良好治疗作用，有利于心脑血管疾病的防治。因此老年人最好多吃鱼。

心脑血管疾病者、更年期多吃豆类 大豆中含有人体不能合成的 8 种必需氨基酸，所含脂肪主要是不饱和脂肪酸，如亚油酸、亚麻酸，都能降低胆固醇，故而对有高血压、冠心病、动脉硬化的老年人特别适合。大豆富含植物雌激素，妇女因缺少雌激素而产生的更年期综合征、骨质疏松等，尤其适宜多吃大豆或豆制品。

适量运动

老年人好静不好动是导致肥胖、心脑血管疾病、糖尿病和骨质疏松的危险因素，体育锻炼对老年人尤为重要。"生命在于运动"是一句至理名言，体育运动对提高心脏功能，改善全身代谢，提高骨密度都有帮助。但是，也另有一种提法是"生命在于静养"。

过度运动和一味静养都不对 实际上，过于强调一种提法或者锻炼者没有按照自己的条件适度地安排，都会进入误区。国外都风行晨起跑步，有人晨起空腹快跑，跑得大汗淋漓，突然昏倒，甚至休克、死亡。这是因为晨起空腹运动，主要的能量来源就靠自身脂肪分解，此时血液中游离脂肪酸会显著升高，毒害心肌和血管，如果原来有隐性冠心病或动脉粥样硬化，就可能招致冠状动脉供血不足或是心律失常，甚至心肌梗死，从而引发突然事故。

至于以静养为锻炼的，若没有和适当的运动相结合，亦会招致肌肉的

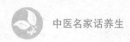

"废用性萎缩"与骨质疏松。有一个实验，当一组人卧床两周，其骨密度降低相当惊人，而另一组人经常做适度的体育锻炼，其骨密度保持得相当好，对老年人则更为明显，因为老年人的骨代谢总是趋于衰退的。说明通过锻炼来达到保健的目的，关键在于掌握"适度"。

怎样判断适度的运动量　适度而合理的锻炼应以科学为依据，可采取定期运动，比如每周至少 3 次，每次至少 30 分钟，无论步行、慢跑、游泳、球类、太极拳，选择自己爱好的运动，这样就容易坚持。

健康生活

健康生活的反面就是不良生活方式。在中老年人中，总有一些人集"不良生活方式"于一身，久而久之难以幸免于心脑血管疾病。

吸烟最有害　吸烟的危害最大，是肺癌、喉癌、冠心病、慢性气管炎的高危因素，不但危及本身健康，而且吸烟者呼出的冷烟雾中烟焦油、烟碱、苯并芘、一氧化碳、氨等有害物质的含量，与吸烟者吸入的热烟雾相比要高得多，使家人被动吸烟，亦由此而受害。

晚饭宜吃少　有说法是严格限食甚至定期断食可延长寿命，这种做法对普通人而言难以实现，但少油腻的低热量饮食与"吃饭七八分饱"，却是大多数人可以做到的。目前倡议的三餐合理分配是"早饭饱、中饭好、晚饭少"，这"晚饭少"就是为了使入睡后的消化系统得到充分休息，同时避免餐后血糖继续升高。酒醉饭饱一般都是在晚餐时，与"晚饭少"相悖，所以这是一种最不良的生活方式。

熬夜最促衰　有些人经常熬夜，使得生活不规律，打乱了人固有的生物钟，影响了人对环境的适应能力和对疾病的抵抗力。有实验证明，长期生活在无规律而多变的环境中的动物会很快衰老，其寿命比生活在有规律环境中的动物短很多。

把养生保健和延缓衰老连在一起，就是健康长寿，这里指的并非百岁老人的长寿，实质上是健康延寿。如何达到此目的，需要找到切实可靠的方法，更重要的是具备坚持的决心。我们可按自身的特点量身裁衣，采取适度的措施，形成针对自己的最佳方案，在施行的时候常常念及科学的理念，从而增强坚持的信心。

4

朱南孙：养生无"秘方"，
保健靠自身

我今年 97 岁了，觉得养生其实并没有什么秘诀，只要开开心心地过好每一天，把不开心的事情忘掉。生活多一点平静，身体自然少一点病痛。

从"头"养生精神好

一般地说，人的头发会随着年岁老去而变白和脱落，虽然已年近百岁，但我的头发依然称得上浓密，仍有不少黑发。中医讲"发为血之余"，我每天早上醒来，都会用手按摩头皮，促进头部供血，这样一整天的精神都会比较好。

头部是大脑所在之处，是人的精神之所汇，分布着许多重要的穴位，如百会、神庭、风池等。每天早晨用双手手指从前向后梳理按摩头皮，可改善头部血液循环，改善精神状态。若能长期坚持，有助于聪耳、明目、助眠、养发。

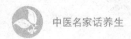

===== 时常泡脚睡眠好

泡脚是我生活中的一个小习惯，也是我忙碌生活中的一点小享受。倘若白天劳累了，或者有什么心事，睡前泡个脚，水温略高一些，泡上15~20分钟，便觉得轻松解乏，也有利睡眠。

人的双脚上有与各脏腑器官相对应的反射区和经络分布。温水泡脚不仅能促进血液循环、放松身心，还能刺激足部的反射区，调理内分泌系统，增强人体器官功能，达到防病保健的效果。

===== 饮食调补身体好

作为中医，我时常给患者开各种药方。但与服药相比，我更倾向于通过"食补"来调养身体。日常饮食并不需要太多忌口。煎、炸等容易上火的食品要少吃，自己特别喜欢的食物也不能吃太多。针对不同体质，可以适当进行有针对性的调补。比如，气血虚的人可以吃点当归羊肉汤，脾弱的人可以吃点山药，把肠胃调理好，身体自然就好。

===== 笑对人生心态好

乐观面对、泰然处之，才是长寿之本。尽管我如今生活还算如意安顺，但在年轻时，也经历过不少苦难。我觉得无论遇到多么险恶的环境，能正确对待、自我排解，才能够长寿。

我研究女性健康一辈子，认为女性的养生关键不在于吃多贵的补品，而是要开开心心。人若总是多愁多虑，疾病就会跟着来。现在很多妇科病的发病率比以前明显增加，与现代人思虑多、压力大有关。

针对女性皮肤暗淡、色斑等问题，我总结了一款美白祛斑的验方，叫作"三豆饮"。取绿豆、赤豆、黑豆各 20 克，加生甘草 6 克，煎汤代茶饮，并将煮烂的豆子拣出食用。若能长期饮用，可以达到美白祛斑的效果。

5

刘嘉湘：活到老、学到老、做到老

活到老、学到老、做到老，在身体允许的情况下，坚持学习和努力工作。多与年轻人交流，多和社会接触，多接触新知识，可以保持一颗年轻的心。适度动脑有益于延缓衰老，对于延年益寿非常重要。

—— 清淡饮食，营养均衡

古人云："膏粱厚味，足生大疗。"随着经济发展，人们的生活水平大大提高了，饮食结构和饮食习惯也发生了很大变化，由于暴饮暴食、饮食失衡而发生"病从口入"的例子屡见不鲜。我平日饮食以清淡、易消化为主，从不过食肥甘之品，也不吃辛辣刺激性食物。十多年前，被查出患有糖尿病，我当即下决心戒除了烟酒，坚持饮食调养，配合药物治疗，血糖控制得很理想。

====== 饭后百步，延年益寿

年龄大了，体力上不及年轻人，但也要进行适当的运动。我坚持"饭后走百步"多年，遇到刮风下雨，就在家里运动运动，以帮助消化，使脾胃健运，不断充实"后天之本"。

====== 因人而异，适当调补

人的先天禀赋不同，后天调养各异。进补并非多多益善，要因人而异，贵在持之以恒，日久必见其效。我的体质适合"平补"，故选择人参、西洋参、冬虫夏草交替服用，年复一年，很少间断。我平时还爱喝茶，空闲时泡上一壶清茶自斟自酌，可以消除疲劳、涤烦益思、振奋精神。

 小验方 ·····················

常吃枸杞补肝肾

枸杞有补肝肾、提高免疫力的作用，男女皆适合。我每天都吃 20~30 粒枸杞，不泡茶，也不入菜，而是洗净后直接吃。大家不妨一试。

6

宋为民：选择你的养生木桶

健康是由许多因素共同决定的，这种综合因素的组合效应好比由几块木板箍成的木桶，这些木板必须等长、等质，木桶才会有最好的使用质量和最长的使用年限。若其中一块木板短了、朽烂了，必须将坏的木板加长、加固或换板（"修木桶"），否则会直接影响整个木桶的寿命。对每个人来说，也应该明白自己的"生命木桶"是由几块"木板"组成的，每一块的状态如何，有没有需要"补短"和"换板"的。

一个人是一个独特的个体，因此每个人的健康长寿的最有效"木板"——养生措施也应不同。但是万变不离其宗，人的基本有效"木板"总差不多，于是便形成了一些流传较广的基本养生"木桶"模式。

下面，是我多年来收集的、在长寿老人中广为流传的养生"木桶"模式，看看哪一种适合你？看看自己的哪块"木板"短了，缺损了？是否需要修护？

四态模式 这种模式提出，人若始终处于决定康寿的四种状态，便可长期健康而登寿域。这四种状态是：吃饭香、睡眠好、大便通、精神爽。这四态是健康的实质，也是健康的直观状态。

不老七准则 这一准则为享年 103 岁的陈立夫所倡导，念来朗朗上口，许多老人都会背诵。它由七块"木板"组成：起得早、睡得好、七分饱、常跑跑、多笑笑、天天忙、莫烦恼。

一二三四五长寿谱 "一"，一个目的，即健康。"二"，两个要点：潇洒一点、糊涂一点。"三"，三个忘记：忘记年龄、忘记恩怨、忘记疾病。"四"，四个"有"：有老窝、有老伴、有老友、有老底（积蓄）。"五"，五

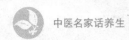

个"要"：要笑、要跳（多运动）、要俏、要唠（唠嗑儿，多说话）、要掉（甘于自掉身价，退休后不再以身居要职时的心态待人接物）。

康寿八段经 这是我提出的抗衰延寿经：忘年、进取、紧凑、交友、常笑、规律生活、散步、呼吸。其中紧凑抗衰，指的是老人退休后虽然成了时间的富翁，但不应过分懒散、疲沓，否则容易滋生颓废心理，而应保持适当的紧张度，保持对生活的积极态度。呼吸抗衰的意思是，有意识地做些腹式呼吸，因为腹式呼吸比平时的胸式呼吸摄氧量大，有利于自我增寿。一般每天持续或累计腹式呼吸半小时左右，注意要在空气清新的场所。

健康四大基石 倡导这一养生木桶模式的人们认为，若认真维护此四块"木板"，可解决大多数老年人的健康问题。我把它编成了顺口溜：合理膳食身体好，适量运动少不了，规律生活（含戒烟限酒）天天讲，心理平衡更重要。

老人九条通则 世界老年医学会向全世界老人提出九条建议：讲究饮食卫生；坚持适量运动；避免离群索居；不要停止工作；学会倾诉，善于助人；提倡叶落归根；切忌闭门不出；注意仪容打扮；留出思考的时间。

也许你会说：上面这些养生"木桶"都不适合我。那么，你认为生命"木桶"最重要的"木板"是什么呢？或许你触类旁通，已经针对自己的需要制订了独特的生命"木桶"？也许你会说：我过去并无健身计划，有时制订了锻炼计划，也时断时续，收效甚微，现在才懂得有计划地综合养生的重要了，但是不是太晚了呢？不必担心，做出好的开端，任何时候开始都不迟。

沈丕安：健康长寿三要诀

一味吃素，不能长寿

不少老年人听说吃素比吃肉更健康，都纷纷加入了素食者的队伍。有的老年人不仅不吃肉，连鸡蛋都不吃。殊不知，营养过剩不利于健康，营养缺乏同样不能长寿。尤其是蛋白质，老年人不仅要吃，还要吃够量。牛肉、羊肉、牛奶、羊奶营养丰富，且富含优质蛋白质。鸡肉、鸡蛋、鱼、虾等，也富含蛋白质，且脂肪含量低，在3%以下，更容易被人体消化和吸收，为人体新陈代谢提供能量。保证充足的蛋白质摄入，人才有精神、有力气，工作、学习才能更有劲头。猪肉虽然也富含优质蛋白质，但脂肪含量高（瘦肉中脂肪含量在30%以上，肥肉为100%）。肥胖者、高脂血症患者应尽量少吃、不吃。

大米、豆类中也含有蛋白质，但并不是优质蛋白质。蔬菜主要含纤维素、维生素，也含有少量蛋白质，不含脂肪，热量较低。老年人如果长期吃素，必然会导致蛋白质摄入不足，甚至发生慢性营养不良，不仅抵抗力会下降，容易发生感冒和感染，也容易衰老，变得面容憔悴、满脸皱纹。因此，老年人必须适量吃荤菜，食用优质蛋白质，才会健康和长寿。

动静结合，才算健康

世界上最长寿的是乌龟，俗话说"乌龟不动活千年"。我国传统文化提倡清静为本，必静必清，清心寡欲，心静如水，宁静致远，以静制动。

所谓"生命在于运动"，其实是物理学的概念，世间万物都处于动的状态，草木从小到大，人体从小到老，草木和人体死亡之后的腐烂分解，都可称为运动，是分子运动。这与体育运动是不同的概念。在英语中，体育运动是"sport"，物理运动是"move"，两者不可混为一谈。中医的"动"是指活动，要量力而行，而不是过度运动。对老年人而言，更应"动静结合"，而不是勉强做那些超过自己极限的体育运动。

心态好，一切都好

凡事"朝前看"，要善于忘记不开心的事，不要把昨天的不愉快带到今天。凡是长寿老人，可能饮食习惯、养生之道各不相同，但一定都是生性豁达、凡事都很能看得开之人。开朗、乐观、不烦恼、不忧郁、不发怒的人，更快乐，也更容易长寿。

养生保健选人参

现在膏方很流行，似乎很多人都想要吃点膏方补一补，但我很少吃膏方。虽然膏方有增强免疫力、使人精力旺盛、改善睡眠三个优点，但也存在容易升高血脂、血糖，容易上火这三个缺点。当然，好的中医师开膏方，会尽量避免这三个问题，普通人群可以选用。

除上述提到的三点外，我还坚持每天早上服用少许人参，几片即可。人参性平，味甘、微苦，具有大补元气、补脾益肺、生津安神的作用，不但适用于冬令进补，也可四季常服。尤其适用于怕冷、疲倦、乏力、腰酸、头晕、血压偏低、记忆减退、体弱的老年人。实证、热证患者忌服。

服用人参宜从少量开始，一般 1~3 克起，适应后逐渐加量，直至每日 3~6 克。人参应在早上服用，可使人日间精神振作、夜间睡眠良好。如果在服用过程中出现满闷饱胀，或有全身燥热、口干咽痛、齿浮牙痛、烦躁失眠等不适症状，可适当减少服用量。

8

陈以平：坚持工作，动养结合

——热情工作是永葆青春的秘诀

我认为学习使人进步，工作让人年轻，因此虽然已经 80 多岁了，我每周仍要看 4~5 个半天门诊，力所能及地为患者服务，争取做到老有所养、老有所为。我的工作需要不断学习，时刻关注现代医学的最新进展，这让我得以保持思维活跃，也是一种对抗衰老的方式。

——怡情山水是维护健康的"加油站"

老年人适当培养一些爱好有利于身心健康。我自己也有一些小爱好，比如摄影。花鸟鱼虫、山川河流，总能让我生起无限兴趣。每天繁忙的门诊工作结束、午间小憩后，我会去附近的公园散步，日日坚持，风雨无阻。在放松心情的同时，也不忘随手拍下美景，缤纷的樱花、清高的翠竹、怒放的秋菊、幽香的蜡梅，都是我镜头中的主角。我也喜爱旅游，在大自然中修身养性，怡然自得。

——合理进补是调养身体的必备品

每年到了冬令时节，我都会给自己开膏方，为辛劳了一年的身体调

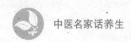

理加油。老年人气血渐衰，脏腑功能活动逐步减退，大多呈现出虚实夹杂、身兼数病、因虚致瘀的特点，可在冬季选择服用膏方来调理身体，补益脏腑，调畅气血，从而达到强身健体、延年益寿的作用。老年人服用膏方尤其要注意气血的调理，"疏其气血，令其调畅，而至和平"是基本原则。老年人脾肾不足，重视调补脾肾、固本培元，也是冬令进补的重要原则。

9

李其忠：养生路上，慎入四大误区

误区一：重"养形"而轻"养神"

纵观近年养生保健领域，重"养形"而轻"养神"已成通病。几十年来，我亲历了我国南方，尤其是沪浙一带的进补风潮，其中也折射出健康领域急功近利、急于求成的社会现象。

临床应诊或朋友相聚，大家围绕健康问题向医生询问的多为饮食营养、药物补品事宜，却很少有人交流如何养心调神。每年的膏方门诊，都会加重我对时下自我保健风潮的忧虑。有房地产老板开膏方时戏言："李医生，你要帮我开得好！至少想办法让我消费一个平方。"也有经济条件较好的人直言"不是五位数的膏方我是绝对不吃的。"膏方调补沦为一种炫富形式的同时，也引发我们思考：是不是只要越名贵的补品吃得越多，就越健康？并不尽然。湿浊较重，虚不受补之人；病情波动，急剧变化之人；邪实为主，无须扶正之人；年轻体壮，不必调补之人，均不适宜服用膏方。有人在我面前"诉苦"：我坚持运动了，大力进补了，但身体还是不好。我想问题的关键就在于其只注重运动养生、调补养生而忽略了精神情志养生。

关于情志活动对躯体健康的影响，早在魏晋时期，思想家嵇康就在其《养生论》中有过论述：有的人服用发汗中药毫无效果，然而一紧张或羞愧就立马汗出；人有时一顿饭不吃就觉得饥肠辘辘，但极度悲痛时，却好几天吃不下东西；如果有事睡得晚，多数人会觉得昏沉欲睡，无法自制，但心怀忧愁时，即便躺在床上，也辗转反侧，彻夜不眠。从这些寻常的生活例子，我们可以窥见精神作用的重要性，情志调摄当为养生首务。

误区二：重运动而轻宁静

谈及运动保健，很多人都会喊一句口号——"生命在于运动"。然而，有多少人在高呼这一"名言"时，曾想过生命更在于宁静？正确理解形动与神静的辨证关系，是有效管理健康的重要内容。

如果肢体在运动，心里也在躁动，那么这种运动绝对无益于健康。若一面打太极拳，一面想着基金、股票的涨落，想着国事、家事的烦恼，想着职称、职级的晋升……怎能对健康有益？

中华传统文化给我们留下了丰富多彩的养生功法，诸如气功导引、太极拳、易筋经、八段锦、五禽戏等。所有养生功法在习练时都讲究调节呼吸、排除杂念、意念守一，最高境界就是进入"入静"状态。也就是说，肢体固需动，心神却要静。

再者，不同的年龄，不同的体质，不同的疾病及疾病的不同阶段，对与之适合的养生功法、体育运动均应有所选择。从健康角度看，除了提倡有氧运动，对年迈体弱之人还应提倡自主运动。总之，即便适宜运动者，也应与竞技运动、对抗运动有别。何况，尚有一些年老、病重之人，只宜静养而不宜运动。当下参与马拉松已成时尚，殊不知，不少人的体质及训

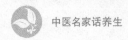

练基础完全不适合，无怪乎在每次马拉松比赛过程中，发生运动损伤乃至危及生命者屡见不鲜。

——— 误区三：重饮食而轻均衡

饮食既是保持健康、延续生命的重要保证，又是多种疾病直接或间接的致病因素，故《黄帝内经》称饮食为"水能载舟，亦能覆舟"。

从健康角度看，暴饮暴食或长期摄入过多，以致营养过剩，变生他病，这已成为民众共识。但对非医疗行为的节制饮食，摄入过少，以致营养不良，体虚羸弱，目前却未能引起充分重视。不少纤纤小姐、亭亭女士，常年热衷于节食减肥，甚至视断食辟谷为时尚，导致身体瘦弱，气血衰少，甚至弱不禁风，经少不孕者，临床时有可见。

从饮食营养角度看，摄入的食物品种、颜色、部位（如蔬菜之叶、根、茎、花、果）越丰富越好。对一般民众而言，应倡导荤素合理搭配，饮食相对清淡。嗜荤少素，固不提倡。然而，近年来不少中老年人认为，吃得越素越健康，这显然是认识上的误区。殊不知，多种营养素只有在荤食中含量丰富，不适量摄入荤菜，营养势必不全面、不均衡。不少手术、化疗、放疗后的肿瘤患者，认为忌口越严越好，视民间所谓的种种"发物"为洪水猛兽，一律拒之口外，如此十分单一的、以素为主的饮食状况严重影响着肿瘤患者的康复。

——— 误区四：重"套路"而轻尺度

关注自身健康问题当然是好事，但有一部分人把养生当作生活重心，又走向了另一个极端。门诊时经常碰到这样的患者，他们为自己的日常起居制订了一整套"健康程序"，如果哪天没按"程序"运作，就会感到焦虑。

更有甚者，即使在自己身体欠佳，应适当休息的状况下，仍然逼迫自己强行完成"程序"。曾经有一位五十余岁的男性患者，坚持每天游泳以益健康，有一天患了轻微感冒，家人劝他休息，但他执意不听。结果游完泳后，病情加重，高热不退。像这样的"养生控"不在少数，有人执着于自己的排便时间，如果早上没有大便，一整天都坐立难安，百般尝试、努力如厕，结果造成了痔疮等其他健康问题；还有人必须要保证每天8小时睡眠，结果因为过度关注，反而导致了失眠。各种各样的"套路"，不仅妨害了自己的健康，还由此引发了不少家庭矛盾。例如，强迫家人与自己的作息时间同步，或者因为自己要严格遵照低盐、低脂饮食而带来的一系列矛盾，等等。

对自身健康漠不关心、随心所欲固然有害，但过度关注，机械化、走形式的"健康模式"并不值得提倡。在养生路上，我们要时刻保持理性，从正规、权威的渠道获取健康知识，不要听信"小道消息"。面对各种保健说法，要时常停下来做做思考题，这种方法到底适不适合我？牢记因人而异、适可而止的原则，适合别人的不一定适合自己，适合自己的也要注意把握尺度。

10

蒋健：我的四点养生心得

经常有人问我：您是学中医的，临床经验非常丰富，一定对保健、养生很有心得，您认为应该如何维护健康？我针对这个问题做过一些思考，认为以下四点至关重要。

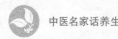

===== 重视体育锻炼

由于生活方式的改变，现在人们运动少了，但这么做很不合适。根据个人临床经验，运动对健康极其重要。毫不夸张地说：运动是王道。体育锻炼不仅能强身健体，而且对个人心理健康也能产生良好作用。比如，一个有抑郁情绪的人，参加一下体育活动，出出汗，心情就会好很多。根据国外的研究结果，运动确实可以诱导某些生理变化，进而对情绪产生积极影响。建议个人根据自己的性别、年龄、身体状况等，参加强度适合的体育锻炼，并长期坚持。其效果比服用保健品要好很多倍。

===== 保持心理健康

据调查估算，由于生活方式、生活节奏的变化，现在 60% 的人不同程度地存在心理问题。从个人临床实践来看，也确实是这样。医生除了给患者诊疗之外，经常还需要给予心理辅导。前不久就碰到这样一个患者。她是位中年女性，来看病的原因是感觉两肋不适、睡眠不好、胸闷气短等。在排除了器质性疾病之后，通过望闻问切，我注意到她面部肌肉有些僵硬，直觉告诉我这可能是她长期缺乏笑容导致的。人到中年，夫妻关系往往容易出现一些矛盾，我就试着问她家庭关系如何。结果，她一下就哭了出来，说夫妻关系僵化已好长时间了，丈夫在外"寻花问柳"，她想离婚，又下不了决心，为此一直心情郁闷。我告诉她：很多心理问题都是因为不能接受、正视现实，无法决断而导致的。针对她这种情况，要么接受丈夫那样做的现实，要么就离婚。如果在两者之间不能取舍，就会导致目前这种糟糕的心理状态，长期下去必然会影响健康。这只是一个例子，事实上，现在因为工作、生活、家庭等各种因素导致心理紧张的人越来越多。做好心理调适，对维护健康非常重要。

重视"食补"

最近遇到一位患者，她来门诊要求开点中药补补身体。经过询问，发现她平时饮食不平衡，一段时间以来只吃素，因为感觉身体状态不是很好，希望吃点中药补一补。虚则补之，但经过诊断，她并没有存在"虚"的问题。根据原则，不虚就不需要补；即使是"小虚"，也不必药补，完全可以通过食补加以调理。有病当然要服药，但实际上，一般人维护健康，更重要的是饮食营养平衡。这位患者长期吃素，可导致某些营养素的缺乏，药补不如食补。

多向医生请教

目前各种涉及保健、医疗的广告宣传很多，其中不乏夸大、虚假内容，老百姓由于缺乏专业知识，往往很难鉴别其真伪。因此，应该持审慎的态度，多问问医生。比如，有人说吃绿豆能治好糖尿病，可请教一下治糖尿病的专家，医生肯定会告诉你这是无稽之谈。

11

叶进：生病起于过用

"生病起于过用"这句话出自《黄帝内经·素问·经脉别论篇》。

"过用"就是使用太过，超出常度。人的生理活动有一个正常范围，超出了这个限度，就是过用，极易产生种种疾病。如劳逸太过、饮食不节、情志过激等各种"过用"，超出了人体自身的调节能力，疾病便随之

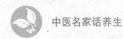

而起。

几年前，门诊来一五十多岁的妇女，主诉疲劳，动则汗出，余无异常，脉软，舌胖。典型的气虚证，当即予黄芪、党参等补气之药，自忖必效。谁知一周后复诊，患者说并无好转。我将诊治思路理了一遍，并无差错。又仔细询问生活情况，患者说，每日必到公园跳舞两小时，大汗淋漓方回，并说生命在于运动，排毒须要汗出。我恍然大悟："劳则气耗"！补气之药根本抵不了过劳之耗，赶紧嘱其减少运动量，并晓之以理，继服前方，一个月后逐渐恢复。

对于"过用之伤"，本人有切身之痛。1986 年暑假，我与同学去黄山游玩。次日在北海吃过午饭后，同伴问，翡翠池一游如何？一时兴起，即刻出发，来回二十多千米山路，尽是起伏的石阶路，连续行走五个多小时。孰料自此以后，骑自行车超过 30 分钟，或爬山超过 1 小时，膝关节两侧便会酸痛不已。及至后来读到《黄帝内经》"五劳所伤：久视伤血、久卧伤气、久坐伤肉、久立伤骨、久行伤筋"，才深深体会到，黄山的旅游经历为"久行伤筋"做了一个典型的"注解"。由于运动不当，如爬山登楼、超量行走等导致关节、筋脉损伤的都属此类情况。

以上例子只是说明过劳伤身致病，其实，生活的方方面面都包含了同样的道理：饮食上的过饥过饱，偏嗜咸甜酸辣，会损伤五脏五体。如中医认为，饮食过咸易损伤血脉和肾，故孙思邈有"咸多促人寿"之语，即饮食过咸使人短寿。喜怒忧思悲恐惊七情过度，会导致气血紊乱，脏腑功能失调，所以《黄帝内经》认为情志过激会造成"怒则气上，喜则气缓，悲则气消，恐则气下……惊则气乱，劳则气耗，思则气结"等病理变化。过度安逸，气血流行迟滞，关节、肌肉活动不利，则抗病力下降，如好逸恶劳之人常常伴随"富贵病"。某些器官超负荷使用，也会导致功能下降和病变，如长时间看手机、打游戏会导致视力衰退甚至暴盲，中医也早有"久视伤血"一说。尤其值得注意的是，过度诊断和过度治疗，对身体造成无谓的伤害，更是令人后悔莫及。所以，古人留下"饥不暴食，渴不狂饮""谨和五味""志闲而少欲，心安而不惧，形劳而不倦""中病即止"等诸多关于适度养生治病的名言。

　　"生病起于过用"是古人在长期生活实践中总结出的宝贵经验，是对诸多疾病产生原因的深刻认识，也是中国传统文化"中和"思想的体现。启示我们：无论是养生还是防病治病，在生命过程中必须懂得过与不及皆不可取，要把握好一个度。在当今物质极其丰富，工作生活节奏紧张的社会中，尤其要避免各种"过用"所造成的伤害。

第二章

开启你的养生计划

12

养生说法多，左右为难怎么办

现在，对养生保健的论述非常普及，但是在这你方唱罢我登场的喧嚣声中，群众不时会发现一些截然相反的声音。比如，有人说吃素好，有人说不吃荤不得了。其实公平地说，不同的提法大多数都有一定的道理。只是媒介宣传时过于偏激，读者和听者或接受这一说或听信那一套，走进了非此即彼的误区。大家也不要埋怨媒体不负责任、科学家朝三暮四。科技在不断进步，很多认识需要不断更新完善，对某个问题不同阶段有不同看法，这是不足为奇的。

那么遇到具体疑惑怎么办？这里教大家做五道思考题。

这个养生法对我来说是否适度？

这是养生保健必须遵循的原则，适度就是讲求中和、不偏不倚，即中医讲的阴阳平衡。"适度"的合理锻炼有科学的依据，可采取"定期运动"法：如每周锻炼 3 次，每次 20~30 分钟。另外应遵循"适当运动量"法，以锻炼中或锻炼后的 1 分钟脉搏数为基准。一般用 220 减去年龄数为最高脉搏数，剧烈运动也不应超过此限。用最高脉搏数乘 60％ 为理想锻炼脉搏数的下限，体弱者与老年人不适宜剧烈运动，应取下限为宜。

这个养生法是否对我有针对性？

没有万众适用、固定永恒的保健方法。中医讲辨证论治，就是因人而异，同病可以异治、异病可以同治。保健也要因人、因体质、因年龄、因性别、因病而定，有时还要因时、因地而定。

这种说法是否经得起重复？

由于科学本身要求能够重复，个别的现象不能代表真理。因此成熟的科学论文都是从群体、大量数据中得出的结论。由这样的结论而来的科普文章也相对可靠。

两种说法不一样怎么办？

有时对同一问题有不同角度的争论，争论双方各有一定道理，也各有不全面的地方。这时可以将两者的意见互为补充，就可能是较全面的结论。

新的发现与传统说法截然相反怎么办？

首先要明白任何专家的意见都不是定论，随着科学研究的深入，对传统的认识提出挑战是正常的。但如果新的发现与传统认识截然相反，则最好持慎重的态度，不要贸然相信。这时可参考第三道题的原则，新的方法

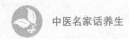
如果能够得到不同科研单位的确证，和权威性的支持，才能考虑运用到自己的养生保健之中。

一旦在养生保健中左右为难时，大家就可以做一下这五道思考题，是取是舍心中自会有分寸；一种保健方法认真施行了却不见效，也可以反过来思考一下这五个问题，多半能发现症结所在。相信大家在养生之道上坚持这样理智的思考，大多数困惑能迎刃而解。

养生记住三句"老话"

近期看到一则趣闻：有人为了"放生"，将一车淡水鱼放入了青海湖。他的本意是将鱼放入空间更大的湖泊中，给它们更多的自由，却不明白青海湖是咸水湖。这对于淡水鱼而言，究竟算"放生"还是"杀生"呢？这不由使我想起了热门的养生话题。

列列养生怪象

随着生活水平的提高，养生越来越被重视了。我却每每奇怪于一些现象：办公室里的白领们服用着相同的"保健品"，一家老小同样服用着"××金"……假设仙人球和水稻一起种植，同样的频率和剂量浇水，结果会怎样呢？按水稻的喜水来种植，仙人球必死无疑；按仙人球的喜干来种植，水稻同样无法生存。那么性别不一、长幼不同的人们为什么却服用着同样的"保健品"甚至"药品"呢？

每隔一段时间，总有某些养生专家以"个人经验"影响着大批盲从的拥趸。专家说，吃胡萝卜补充 β 胡萝卜素，可以对抗自由基，提高免疫力，于是就有人把自己皮肤都吃成"胡萝卜黄"的；专家说红薯是"抗癌明星"，每到一地演讲后菜市场上红薯必被抢购一空，就真有天天吃红薯、吃到胃胀难受甚至呕吐的；专家说，多吃海带对乳腺疾病有好处，于是就有人凉拌海带、海带炒肉丝、海带冬瓜汤"三管齐下"；听说喝红酒对心脏有好处，于是人人皆知争喝红酒，却忘了专家还说过，红酒的某些成分要达到保护心脏的作用时，需要每天喝 2 瓶……

近来还有人说，某某微量元素有抗癌作用，多吃点只有利没有弊。请问，这句话负责任吗？我相信任何事物都是有利有弊的，说没有弊端，或许只是目前尚未完全弄明白吧。再说了，如果多多益善，还能叫微量元素吗？人体的很多元素是互相制约平衡的，如果将某种元素补充得过高了，必将对另一种元素造成损害。比如，钙过高了，磷就会低。其实，平衡才是最重要的。人体的营养摄入和代谢物排出需要平衡，酸碱度需要平衡，各种电解质需要平衡。

——— 品品养生格言

要我说啊，养生不能忘记这几句老话。

"悦而食之" 首先要记住祖先说的"悦而食之"。看那些母鸡，都知道在产蛋的当口啄些石灰吃以"补钙"，这体现的是天性。老一辈的人说，"困难时期"去菜场买猪肉追求的是"四指膘"，现在则看到就反胃。因为当年食物稀缺，最需要的是能量，同样重量下肥肉能量远远高于瘦肉，人的内心才会钟情于"四指膘"。正如汉堡包、炸鸡翅、炸薯条，对于"三高"人群而言或许是"垃圾食品"，如果将上述"垃圾食品"和山药枸杞养生粥让饥民选译，哪样才会当选"美味珍馐"呢？悦而食之，就是听从自己内心的想法。

"适可而止" 其次，养生需要注意的是"适可而止"。人的先天基因

受之于父母，每个人生理状况并不相同，有胖有瘦，有高有矮，有食量小有食量大。养生食物不必刻意猛补，自己觉得吃了舒服才是最重要的。这样就不会吃红薯吃到胃胀，也不会吃胡萝卜吃到"变黄"，适量地食用海带不会加重甲状腺的负担，适量地饮用红酒不会导致"脂肪肝"或者"酒精肝"。需要牢记的是，食物只是食物，决不能替代药物，因为从有效成分来计算，食物和药物各自的有效成分含量相差太远了。

"因人制宜" 最后，疾病时期的养生是需要"因人制宜"的，此时听从专业人士的意见很重要。就我的专业乳腺疾病而言，在乳腺癌化疗时期白细胞低下，可以食用些海参、泥鳅以提升白细胞；放疗时期伤阴耗津，可以食用些石斛、沙参、麦冬来养阴生津；长期内分泌药物治疗导致脂肪代谢紊乱，可以食用山楂、决明子以清肝降脂；年老体弱或者化放疗导致的机体损伤，可以服用些灵芝、人参以扶正固本。而对于雌激素依赖性的乳腺癌患者，富含雌激素的保健品如胎盘、燕窝、蜂王浆等就被列为禁忌了。

"养生没有统一的模式，找到适合自己的方法，才是合理的、有效的。"

14

春天善养生，一年少生病

人养生的第一步，必须与自然界的节律保持一致，顺之则身体健康长寿，逆之则灾害丛生，生机消亡。这在中医典籍《黄帝内经》中有具体而又丰富的论述，指出春天为发陈（推陈致新），勿贪睡，应"夜卧早起，广步于庭，披发缓形，以使志生"。此段文意指人在春令应像其他生物一样充满着蓬勃生机，舒展身体，适当活动，顺应生长向上的趋势，同时还应保养相应的内脏。

顺应自然，阴平阳秘

养生，应当重视天地自然界的变化对生命的重大影响。我讲课时曾问学生：在我们生存的地球上，对一切生命影响最大的"力"或"场"的物体是什么？学生一时答不出，我告诉学生：是太阳。

我说，比如现在我们上课时是冬令，太阳正处南回归线附近，室内外温度都在零摄氏度左右。你如不相信大自然的威力，你就穿上夏令的汗衫、短裤在教室里待上2小时，你不冻僵、不生病才怪哩。同理，夏令我们也不能穿上冬衣在太阳下坐上2小时。

不光人应顺应大自然的规律，鸟兽百虫也知顺应自然。秋天雁南飞，春到燕北归，春夏百虫活跃，冬令蛰藏冬眠。可我们很多人却偏偏要做傻事，做出了许多违背大自然规律的事来，这已是不胜枚举。

违背规律，百病丛生

如春令，太阳光照正处于既不太斜射又非直射的位置，气候温和，阳气上升，为大地上一切生命送来了蓬勃生机，人当与动植物一样要审时气，调动体内生机，夜卧早起，广步于庭。可有些人，我看是："春眠不知晓，不怕鸟骚扰，睡到午饭后，起来吃个饱。"

古人指出养生当"春夏养阳，秋冬养阴"，动则生阳，静则生阴。只有适当增加活动量，或踏青问柳，行歌舞风，这样才能使阳气增长，顺应生发之气。可很多人特别是有些青年人和老人，往往由于"春困"而贪睡少动，这样阳将何从养起？

又如，春令在我国大部分地区是冷暖交替的过渡季节，由于初春阳寒不尽，阳气方生，时有冷空气袭击，即所谓"春天孩子脸，一日有多变"，

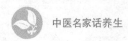

所以历代养生家皆指出：春宜保暖，衣服不可顿减，以助人体阳气生发，即俗话所说"春捂秋冻"。唐代大医家孙思邈还特别告诫："春天不可薄衣，令人伤寒、霍乱、食不消、头痛。"《摄生消息论》也指出春令应"时备夹衣"，衣"不可暴去"。可我们不少青年人冬令天冷时都不愿着厚衣，更何况春令。所以在上海常见不少青年人春天天稍热，即穿得很单薄，甚至着夏衣穿行于大街小巷之中，这就难怪有些人常易受凉，从而发感冒、扁桃体炎、肺炎与咳嗽等病症。

养生之计，始于春令

由于春令乍暖乍寒，一些年老体弱者极易引发宿疾，以哮喘、高血压、过敏、心肌梗死、精神病为常见。据有关统计，3~4 月是心肌梗死发病的第二个高峰。俗话说"菜花黄，痴子忙"，精神病发病也比其他季节高。故古代医家汪绮石在《理虚元鉴》中提出"春防风，又防寒"，对有些病还要提前服药预防。

由于春天阳气升发，人体新陈代谢开始转盛，人们在饮食上应顺势，选食辛、甘、温之品，如葱、荽、枣、花生等以助升养脾，忌食酸涩、油腻生冷。即唐代孙思邈所说的"省酸增甘，以养脾气"。

俗话说："一年之计在于春"。春天不仅是学习、事业安排的好时机，也是体质投资的最佳时机。因为此时春光明媚，空气清新，煦风拂面，桃李含娇，柳丝拖烟，不仅空气利于人体吐故纳新，采纳真气，且景色赏心悦目。人们应安排一定时间去户外"踏青"，荡秋千，放风筝，练拳、剑，最大限度地汲取大自然活力。

实践证明，春天善养生者，一年很少患呼吸系统疾病及其他传染病；工作思维敏捷，效率高，不易疲劳，我们何乐而不为呢？

15

夏日养生三要则

—— 祛暑还要补气，才能对抗暑邪

中医认为，夏天的主要致病病因是暑邪，在风、寒、暑、湿、燥、火"六淫"中最为酷戾、致病力很强，所谓"不拘表里，不以渐次，不论脏腑"，侵入人体后首先耗气伤津，挥霍人体的津气。中医有"壮火食气"的说法，意思是亢盛的暑热火气可以消耗人体的元气。伤暑最常见的表现是精神疲乏、少气无力、口渴。而且暑热炽盛，常见发热；暑热蒸迫津液外泄，加上暑伤元气，使气不能固摄津液，故汗出较多。

人体内抗衡暑邪的正气主要是元气，其他所谓的心气、肺气、胃气等脏腑之气都是元气的分支。元气又称"原气""真气"，来源于肾所藏的精气，受之于父母，又依赖于后天水谷精气的培育而壮大。元气的主要功能是推动人体的生长和发育，激发和温煦各个脏腑、经络等组织器官的生理活动。所以，元气不仅有"与谷气并而充身"的作用，更是维持生命活动的最基本物质。机体的元气充沛，各脏腑、经络等组织器官的活力旺盛，机体的素质强健而少病；反之，先天禀赋不足，或因后天失调，或因久病耗损，则可致元气生成不足或损耗太过，形成元气虚衰，脏腑机能低下，产生种种病变。因此，夏季不仅要及时喝水补充津液，更要适当补充元气。尤其是年老体衰、体弱多病、工作繁重者，易伤津耗气者如教师、记者、重体力劳动者，以及产妇、先天不足的儿童等。

有人会问，如果不注意补气有何后果？中医认为暑邪伤人有"三部曲"：第一步，暑入阳明、里热炽盛；第二步，伤津耗气使气阴两伤；第三

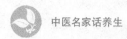

步，津、气耗伤殆尽，此时有休克的危险，甚至性命攸关。从临床实践看，平素元气不足、气阴两亏的人最容易中暑。中医还认为元气不足时，无力祛除暑邪，使其潜伏在体内，到了秋冬季节再发感冒以及类似疟疾之类病症。

补充元气首选人参，因为"人参味甘，大补元气，止渴生津，调营养卫"。但一般认为人参偏于温燥、容易上火，所以可选择偏凉的西洋参，其次是太子参、党参。一般剂量 10~20 克，开水泡代茶饮即可。可以根据自身情况适当配麦冬、枸杞子以生津养阴，配金银花、菊花、竹叶以祛暑，配扁豆花、厚朴花以化湿。

防热不忘防寒，为秋冬御寒做准备

暑热炎炎，防暑热是自然，许多措施众人皆知，如开空调、喝凉茶、游泳、旅游避暑等等。但中医认为，暑热病邪还有一个特性是容易兼湿夹寒，尤其身处江南水乡，可见头重闷、身困重、胸闷胃脘不舒、不欲饮食等表现。

然而，夏季门诊中真正属于夏天热射病、日射病的患者较少，反而常见因贪冷喜凉引起感冒、胃肠炎。有些北方朋友去南方出差就抱怨：外面近四十摄氏度，室内开空调才十几摄氏度，温差太大。身体好的、调节能力强的人还好，年老体弱、调节能力差的人不病才怪。

谁都知道"冬吃萝卜夏吃姜"的谚语，但还是有不少人夏季恣食生冷，甚至非冰镇饮料、啤酒不喝。为了祛暑，内外夹攻，暑气或暂时退了，但人体的阳气也被克伐削弱了不少。《黄帝内经》讲"春夏养阳"，主要是为了秋冬有足够的阳气抵御寒冷。"冬不藏精，春必病温"，同样的道理，夏不惜阳，秋冬必病寒。过低的空调温度削弱了人体肺卫的阳气，冰镇饮料削弱了脾胃的阳气。阳气不足，拿什么抵御秋冬的寒邪？人体最适宜的温度是 25℃，因此，空调温度不能低于 25℃，最好少喝冰镇饮料，以免助湿生寒。

—— 还要适当出汗，享受大自然的"桑拿"

初夏时节，适当热一热，出几身"臭汗"没关系。须知出汗是人体主动适应自然界变化的方式，春夏是阳气发泄的季节，如果今年夏天谁还没有出几身"臭汗"，那他的夏天算白过了。

不轻易开空调、出几身汗，可以让体内秋冬沉积下来的伏寒、伏热、伏湿、伏毒等邪气都随汗液排泄，秋冬就会少发病。尤其是平时有咳喘、过敏性鼻炎、胃病、腰腿疼病、痛经的人，以及终日在高楼大厦里不见阳光的白领们。沉寒可随汗出，伏热可随汗出，积湿可随汗出，蕴毒可随汗出，在大自然里"蒸桑拿"，何乐而不为？各地中医院每年如火如荼开展的三伏穴位贴敷，依据的也是这个道理。

另外要特别注意的是：凡事有度。所以这里所说的出汗，一般以微微出汗为佳，适宜于初夏时节，根据个人具体情况掌握时间。不要以为淋漓大汗更祛邪，那样容易伤津耗气，过犹不及。平时表虚自汗、心虚自汗、产后自汗、阴虚盗汗的汗证患者，以及年老体弱多病、元气阴津都不足的人慎用。

16

秋三月，养身养心秋气平

金秋时节，我们应当怎样顺应秋时来养生呢？古代《黄帝内经》概而言之，"秋三月，夜卧早起，与鸡俱兴，使志安宁，使秋气平"。至今仍可

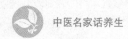

借鉴。不过毕竟时过境迁，面对当今新情况，应有新对应。而且秋天三个月，又有初秋、中秋、晚秋的不同，更应进一步顺应养生。

适度秋冻

民间素有"春捂秋冻"的养生之说。应当怎样正确地看待"秋冻"呢？秋冻，就是说秋天到来，不要急于添加衣服，可以再冻一段时间。这是因为初秋天气，余热还在，即使到了中秋，天气渐凉，晚一点添加衣服，也可以锻炼耐寒的能力。等到深秋来临，气温明显下降，再穿较厚的秋装。《诗经》有"七月流火，九月授衣"的句子，就是说农历七月的初秋，天气仍然较热，直到九月深秋，天气才真正转凉，才是添加秋衣的最佳时节。

但是，我要特别提醒，"秋冻"也要适度。绝不能为了美观，只要风度而不要温度。秋季毕竟和夏季不同，秋天早晚凉，而且秋后每下一场雨，气温也随之下降一次，衣服也应随着气温的变化逐渐增加。特别是老人和患者，尤其不可拘于"秋冻"之说，该加的衣服还是要及时添加，以免受凉生病或使病情加重。

滋润秋燥

秋天来到，气候干燥，针对秋天气候的特点，养生就应重在防秋燥。养阴津、补水液是秋季养生的重要诀窍，通过滋阴补水，既可补充夏季热蒸汗多引起的阴液消耗，又可消除秋天气燥对人体的干扰。

具体怎么做呢？主动喝水，足量喝水最重要。25℃左右的白开水最适合人体生理的需要，淡淡的绿茶水、菊花水，口感清香，又能滋润秋燥。多吃蔬菜水果也很重要，黄瓜、梨子营养丰富，含水量高，梨子生吃，黄瓜可凉拌，还可做成梨子粥、黄瓜粥。"秋藕最补人"，可以切片生吃，也可做藕粥，还可以将糯米灌入藕眼中煮食，既能滋养润燥，又能饱享美味。

化解秋愁

秋天不仅气候干燥，而且阳光照射也远比夏天更少，中秋以后，特别是深秋之际，气温大降，凉风习习，草枯叶落，花木凋零，有些人触景生情，引发凄凉之感，增添忧郁焦虑的情绪，加之秋雨绵绵，天气阴沉，进而产生"秋风秋雨愁煞人"的感叹。

面对这种"秋愁"，又怎么去化解呢？增添情趣，转移排忧是好办法。明代名医陈实功说得好："观花解闷，听曲消愁。"你看那花儿千姿百态，五彩缤纷，你的心神被花姿花色吸引，情绪随花转移，愁情即消。你听那轻快的音乐，悠扬的乐调，你的心情也随乐曲而转移，自然而然就忘忧解愁了。参加文娱活动，也是解愁妙法，唱歌跳舞、下棋玩牌，情绪随之舒畅。开展体育活动，打球、练拳、快走、慢跑，活动筋骨，心情也随之轻快。出外旅游，欣赏美景，品尝美食，既动身形，又舒心情，更是化解忧愁的妙法。如果不能远游，近郊短游，也能放松身心，愉快心情。邀约三朋四友，到公园中的茶园去，一边品茶，一边聊天，尽享交友之乐，秋愁自然而然烟消云散。

我还想特别强调一点，心情全在心态，要想从根本上化解"秋愁"，变为"秋喜"，还需奋进排忧，把心思融入你喜爱的事业中，品尝成功的乐趣，精神振奋，情绪舒畅，忧愁自消。你就不会感叹"秋风秋雨愁煞人，凉风落叶愁断肠"，只会感到"秋高气爽心舒畅，秋收成果喜洋洋！"

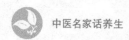

秋冬"上火"慎"清火"

秋冬之时，人们经常会出现咽喉肿痛、耳鸣、目赤、牙龈肿痛、口腔溃疡、便秘、尿赤等"上火"症状。除了气候干燥之外，"上火"也与饮食偏于温补、情绪波动、劳累过度、消化不良等因素密切相关。"上火"表现虽相似，但治疗却大不相同，需分清虚实，辨明脏腑，灵活用药。

慎用"泻火药"

按脏腑开窍，中医将目赤肿痛、眼屎分泌增多、脾气急躁称为"肝火"；鼻干、气喘、咽痛、干咳、痰黄黏稠等称为"肺火"；口舌生疮、心烦梦多、小便黄、尿痛、口渴等称为"心火"；牙龈肿痛、口干、胃脘灼痛、吞酸嘈杂、口渴喜冷饮、大便秘结、舌红苔黄称为"胃火"。

一般来说，症状重、来势猛的属于实火；症状轻，时间长且反复发作的多为虚火。胃肠、心、肝胆多属实火，治宜清泄，常用菊花、黄连、黄芩、栀子等；肺肾阴虚，症见潮热盗汗、口干不欲饮，多属于虚火，治以养阴为主，配合泻虚热，可服用六味地黄丸、知柏地黄丸等。

秋季"上火"的治疗有补虚、泻实、清热、温阳，更有"引火归元"之法。切忌见火治火，一味清热泻火或养阴降火，需要辨证求因，灵活用药。如体质素虚，脏腑本寒，或因气虚、血虚而引起的虚热"上火"，应慎用清火、泻火药。即使证属实火，但因泻火药多苦寒性燥，易伤阴液，也不宜久用。

两类人群易"上火"

按照中医体质学说，阴虚质与湿热质人群更易"上火"。阴虚质是体内津液精血等阴液亏少，以阴虚内热为主要特征的体质，多表现为形体瘦长，手足心热，平素容易口燥咽干，鼻微干，口渴喜冷饮，大便干燥，舌红少津少苔，性格急躁，外向好动，不耐热。

湿热质人群以湿热内蕴为主要特征，表现为油脂分泌旺盛，面部、鼻部或头发油腻，易生痤疮，口苦或口中有异味，皮肤易瘙痒，大便黏滞不爽，小便短赤，舌质偏红，苔黄腻。

中医认为，人体健康与自然六气密切相关，体质易感性决定了阴虚和湿热体质人群更易为燥邪所伤，损伤津液，需特别注意顾护阴精，润养五脏。

饮食调理防"上火"

秋冬季节应避免食用辛辣烧烤之品，包括辣椒、花椒、桂皮、生姜和酒等。许多水果，如苹果、梨、葡萄等可预防燥邪侵犯，可以适量食用。橘子性温，入肺经，多吃易出现咽喉疼痛、牙龈肿痛等症状，阴虚或湿热体质者应少吃。

针对各脏腑虚实之火，也有相应的药食两用之品，可随证酌选。如心阴不足可选百合、麦冬、枣仁、粳米等滋阴养心；心火旺宜选用莲子心清心泻火。肺阴不足可选麦冬、百合、鸭肉等养阴润肺；肺火旺宜选用金银花、板蓝根等清肺泻火。胃阴不足可选用豆浆、鸡肉、粳米等；胃火旺宜选用绿豆、萝卜汁等泻胃清火。肝阴不足可适量食用枸杞、猪肝等；肝火旺宜选用菊花清肝泻火。

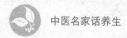

=== 改善"上火"小验方

鼻腔干燥 系燥热病邪犯肺，致肺阴不足，可用复方薄荷滴鼻液，1日3次。

咽喉干燥，声音嘶哑 肺燥津伤所致，取乌梅、橄榄各3~5枚，加水煮开后当茶饮，可生津利咽。

眼干 取决明子30克，玄参20克，麦冬20克，生地黄15克，水煎20分钟，取药液50毫升，待水温降至40℃时，用药液浸湿小毛巾，敷在眼部，每日2次，每次15分钟。

口干 压揉承浆穴（位于下唇凹陷处），用示（食）指指腹用力压揉，口腔内会涌出分泌液，不仅可以缓解口干，还可以延缓衰老，使老人面色红润。

18

冬练、冬食与冬藏

=== 运动

冬天，虽应适当减少户外活动，注意保暖，减少阳气的消耗，但仍应坚持适当的健身运动和娱乐活动。每天外出运动时间不要过早，宜在运动中融进各种养生练习方法。

气沉丹田呼吸法 即在大脑神经中枢控制下，采用腹式呼吸法，使横膈膜有节奏地上下升降。如此，可增加肺活量，防治呼吸系统慢性疾病；且可引起腹压改变，加强胃肠蠕动，改善血循环，保进食欲。

十八宜法　即发宜常梳，面宜多擦，目宜常运，耳宜常弹，舌宜舔腭，齿宜数叩，便宜禁口，浊宜常呵，体宜常动，肛宜常提，身宜常浴，足宜常洗，精宜常固，气宜常养，心宜常宽，神宜常凝，营养宜备，劳逸宜均。这些方法均亦适合配合冬季健身。

起居

寒冬脚冷，有时会使人睡不好，但"睡前洗洗脚"，可"一夜睡得好"。睡前烫脚，足部血管慢慢扩张，血流增加，相对头部血流量减少，大脑兴奋性降低，抑制性增强，就起到催眠作用，故俗话说，"睡前烫烫脚，胜服安眠药"。如能加入当归、桂枝、红花、补骨脂等药物煎水烫脚，更能壮肝肾，强筋骨。热水烫脚还能清洁皮肤，防止皲裂，避免冻疮。

此外，睡前散步养生效果也佳，所谓"睡前走百脚，胜过吃补药"。同时，谚曰"睡觉不蒙头，早上看日头"，可以"活到九十九"，因为呼吸空气清新有利健康。

冬天应适当延长睡眠时间，但亦不应睡懒觉，"睡多得疾病"。冬天，如能洗洗酒浴，即在浴水中注入少量白酒泡浴，能温经通络，强壮筋骨，关节通利，并对皮肤病、神经痛亦有一定疗效。

饮食

冬季饮食进补的最佳选择是羊肉，补阳养血，血虚阳虚体质尤宜。海参有丰富的蛋白质，还含胶质、钙质、碘质，入口即易消化，尤适合体弱儿童和老人，故称之为"童叟补剂"。

冬天的鲫鱼是最肥美的，肉厚细嫩，清香多籽，红烧炖汤均可。鱼腹内放入砂仁、陈皮、生姜同炖，适用于脾胃虚弱，不思饮食，消化不良，慢性腹泻等患者；和黄芪、枳壳同煮，益气补中，用于脱肛、子宫下垂、

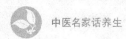

胃下垂等；和莼菜炖汤，有防止胃炎、胃溃疡癌变之功；鲫鱼还有益于心血管功能，能降低血黏度，促进血液循环。但阳盛体质和素有内热者慎食，又不宜与麦冬、沙参、芥菜同食。

最普通而又实用的食补佳品是萝卜。"冬吃萝卜（夏吃姜），不劳医生开药方""萝卜上了街，药铺下招牌""小病小灾一扫光"，虽有些夸张，但说明了萝卜防治疾病之效。李时珍赞其"根、叶皆可生可熟，可菹可酱，可豉可醋，可糖可腊，可饭，乃蔬中最有利益者"。"同羊肉、银鱼煮食，治劳瘦咳嗽；同猪肉食，益人；生食，止渴宽中；煮食，化痰消导，主吞酸，化积滞"。总之，萝卜止咳化痰，消导消滞，促进新陈代谢，促进食欲，帮助消化。

大白菜　含有蛋白质、脂肪、多种维生素及钙、磷、铁及大量纤维素，可促进肠蠕动，帮助消化，保持大便畅通，《本草纲目》即有"通利肠胃，除胸中烦，解酒渴，消食下气，治瘴气，止热气嗽，冬汁尤佳。和中，利大小便"的记载。

胡萝卜　含糖量较高，芳香甘甜，尤富含胡萝卜素，可转化为维生素A，有利于人眼和皮肤。还含有维生素C、蛋白质、脂肪及部分矿物质、营养丰富。又含琥珀酸钾盐，有降低血压作用，故李时珍曰："生、熟皆可啖，兼果、蔬之用"，能"下气补中，利胸膈肠胃，安五脏，令人健食，有益无损"。

—— 冬补

冬天进补药物，首选制何首乌。此物四季可服调补肝肾，尤宜冬服。其所含卵磷脂，是构成神经组织特别是脑髓的主要成分；能促进血细胞的新生及发育；且有类似肾上腺激素作用，能降低血消胆固醇，且有纤维蛋白溶解活性，防止胆固醇沉积，减少血栓栓塞形成，防止或减轻动脉粥样硬化。坚持服用（或水煎，或浸酒，或制片丸），有健脑强心，补益肝肾，益精髓，壮筋骨、养血气、乌须发、降血压、降血脂的功能，故能延缓衰老、延年益寿。

枸杞子，可生食可水煎，叶、根、子皆可入药，尤以枸杞子为滋补佳品。《本草纲目》即谓，枸杞子"久服，坚筋骨，轻身不老，耐寒暑"，"补精气诸不足，易颜色，变白，眼目安神，令人长寿"。

核桃肉，营养价值极高，可生食、炒食，还可加工成炒果、糕点。"食之令人肥健，润肌，黑须发"，"令人能食，通润血脉，骨肉细腻"，"补气养血，润燥化痰，益命门，利三焦，温肺润肠，治虚寒喘嗽"（《本草纲目》）。

粟子，肥厚甘美，富含营养，生、炒、煮、蒸、制糕皆可。据《本草纲目》载，粟子"益气，厚肠胃，补肾气，令人耐饥。生食，治腰脚不遂"。但一次不可过食，以免消化不良，脘腹胀滞。

冬食冬补皆要与"冬藏"之气相符。养精蓄锐，为来年春天万物复苏、生机蓬勃提供充沛的物质基础。肾藏精，冬天尤应固摄于内，故古今医家、养生家都把保精、养精、藏精放在首位。肾通于冬气，冬令进补更为重要，故古有"冬不藏精，春必瘟疫"之训。

19

饮食颐养，远离"三高一低"

高血压

控制饮食不仅能帮助高血压患者降低血压，还可减少并发症的发生。所以，高血压患者在饮食中应注意以下几点。

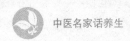

少吃盐　人体内的盐过多会增加血容量和血液黏度,收缩血管,导致血压升高。因此,医学专家建议,高血压患者每天的盐摄入量应限制在 3~5 克。

少吃油腻食物　主要是少吃含动物脂肪和高胆固醇的食物,如动物内脏、肥肉等。不吃含反式脂肪的食品,如人造黄油、植物奶油等。

多吃粗粮　主要是荞麦、燕麦等,可以提供丰富的膳食纤维和 B 族维生素。

多吃蔬菜　新鲜蔬菜含有大量的维生素,能防止血管硬化,降低血压,如番茄、胡萝卜、木耳、红薯、土豆、芹菜等。

多吃鱼虾　鱼虾含有丰富的多不饱和脂肪酸,有利于软化血管,提高机体抗氧化能力。

多吃水果　水果中的维生素和酚类有助于体内酸碱平衡。

高血糖

老年人之所以患上糖尿病,是因为机体代谢失常,胰岛功能减弱。要想降血糖,就应该加强胰岛功能。研究表明,桃、菠萝、杨梅、樱等水果富含果胶和膳食纤维,能增加胰岛素的分泌量,有助于降低血糖;黑芝麻、葱、胡萝卜等食物能增强体力,降低血糖;南瓜、魔芋、菠菜根、苦瓜、洋葱等含有降血糖成分;黄鳝所含的黄鳝素 A、黄鳝素 B 能改善血糖代谢;柚子、紫菜含有胰岛素样物质,经常食用能调节体内的血糖水平。

中老年糖尿病患者不宜进食使血糖迅速升高的食物,如葡萄糖、麦芽糖、蜂蜜、蜜饯、冰淇淋;应少食土豆、芋头、藕、山药、花生仁、核桃、葵花子、蛋黄、动物肝肾等可能影响胰岛素分泌的食物。

高血脂

高脂血症是指高胆固醇、高三酰甘油、低密度脂蛋白增高和高密度脂蛋白降低的脂蛋白代谢异常性疾病，是动脉粥样硬化、高血压、冠心病、糖尿病的致病因素，严重威胁着中老年人的身体健康。

研究表明，玉米、燕麦、牛奶、洋葱、大蒜、杏仁、菊花、鸡蛋、大豆、芹菜等食物含有丰富的亚油酸、卵磷脂、维生素 E 等营养物质，经常食用能够有效防治高脂血症。同时，中老年人不宜进食容易使血脂升高的食物，如肥肉、牛油、奶油、黄油、羊油、猪油等。

低认知

随着年龄的增大，人的记忆力衰退、认知功能减退，老人总会觉得自己变"笨"了、"迟钝"了，有些老人还会患上阿兹海默病（老年痴呆症）。

老年痴呆症的起因，至今还没有完全统一的说法。但大多数学者研究认为，该病主要与动脉硬化、脑血管障碍或梗死引起的脑组织萎缩有关。目前还没有非常有效的治疗药物，关键在于预防。

镁是各种酶反应的辅助因子，能增强脑部的血液流量，有利于预防老年痴呆症的发生。富含镁的食物有鱼肉、豆类、坚果、香蕉及番茄等。

维生素对延缓血管硬化、防止脑部老化与痴呆都有特殊作用，因而可多食绿色蔬菜与新鲜水果，以摄取多种维生素和矿物质。

老人健康可自测

老人养生是否得法，除了用血压、血糖、血脂这些硬性指标来评判外，还可以通过以下标准来自测。

眼有神 "肾开窍于耳，肝开窍于目；肝气所通，肝肾充足，则耳聪目明。"目光炯炯有神不仅说明视觉器官与大脑皮质的生理功能良好，还说明人的精气旺盛，肝、肾功能良好。

声息和 "声息和则正气内存，正气充足，邪不可干，不易得病。"声音洪亮，呼吸均匀通畅，就表明发音器官、语言中枢、呼吸系统和循环系统的生理功能良好。

牙齿坚 "齿为骨之余，肾主骨生髓。"牙齿坚固表明肾精充足，人就健康、长寿。

前门松 "前门松"是指小便正常。小便正常表明人的肾功能良好，膀胱功能正常，甚至表明人的整个泌尿系统和生殖系统功能良好。

后门紧 脾肾阳虚会导致中气下陷，从而引起五更泻、便秘或大便失禁；而"后门紧"则是指肠道无疾病，排便通畅，表明身体健康。

脉形小 长寿的重要原因之一就是心脏功能好，血压与脉搏正常，血管硬化程度低，脉形（脉象形态）小。如果脉形粗大且强，就表明此人肾水亏虚，肝阳偏亢。

腰腿灵 "肝主筋，脾主肉，肾主骨；肝好筋强，脾好肉丰，肾好骨硬"，腰腿灵活说明腰腿的骨骼、肌肉、运动神经和运动中枢的生理功能协调良好，同时还表明肝、脾、肾等功能完好。

20

"食禁"与"食忌"

我们的祖先，在实践中早就发现，食物与药物一样也存在着偏性，只是这种偏性比较温和，食物在发挥充饥、食疗和食养过程中都有相宜与不相宜（忌）的问题，吃了不相宜的食物，非但不发挥积极的作用，反而会生害。为了避免灾害，吃什么，怎么吃？人们早就十分重视饮食在养生防病治病中的禁忌问题。对身体有害的食物应该禁忌，犯禁就会吃出病来，此即所谓"食禁"与"食忌"。

五脏的饮食禁忌　食物五味中的第一种"味"都与相应的脏腑具有特殊的亲和力，有五味入五脏之说。《黄帝内经》提出"肝病禁辛、心病禁咸、脾病禁酸、肾病禁甘、肺病禁苦"，成为中医食疗中"食禁"的重要内容。

食物的搭配禁忌　古代文献中关于这方面的记载十分丰富，一些认识至今仍在民间流传，如猪肝、猪血忌黄豆；鲤鱼忌狗肉；鳖肉忌猪肉、兔肉、鸭肉、苋菜、鸡蛋；鸭蛋忌桑葚子、李子等。这些观点虽不一定十分准确，但值得重视和深入研究。

食物与药物的配伍禁忌　食物和药物之间的合理搭配，调和互补是保证用药安全和疗效的条件。而药食配伍存在禁忌的观点从古到今，影响深远，一些认识已经深入民间，进入寻常百姓家。如"用发汗药忌生冷，调理脾胃药禁油腻"，几乎已经成为家喻户晓的生活常识。而"消肿理气药禁豆类，止咳平喘药禁鱼腥，止泻药禁瓜果"等认识也为百姓所接受。

不同体质或疾病的饮食禁忌　古人对体质、疾病与食物禁忌已有较多认识。发展至今，许多相关内容得到认同。如水肿忌盐；火毒疔疮忌鱼虾；内热炽盛、阴虚火旺、湿热痰火内盛以及津液耗伤的患者，忌姜、蒜、辣椒、羊肉、狗肉等辛燥温热食品。脾胃虚寒、阳虚内寒的患者以及大病、产后之人，忌西瓜、李子、田螺、荸荠、蚌等寒凉积冷之品。痰湿及湿热内盛之人，忌饴糖、肥猪肉、乳酪、米酒等助湿生热的食品。

食量与食法的禁忌　如《食疗本草》记载：笋，寒，又动气，能发冷症，不可多食。生姜，多食少心智。木瓜，亦不可多食，损齿（及骨）。荔枝，多食则发热。李，生李不可多食。在服用方法上，也十分讲究，认为食疗药膳应掌握正确的服用方法，否则，会影响功效的发挥，一些食品如服用方法不当，还会产生副作用甚至对人体造成损害。如《食疗本草》指出：黄精，蒸之若生，则刺人喉咙。大麦，熟即益人，带生即冷，

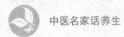

损人。此外，古代中医饮食养生的"食忌"还涉及到"服用时间忌"等内容。

特别提醒 ••••••••••••••••••••••••

有些禁忌在产生的过程中，把一些偶然因素误认为普遍因素；有些中医禁忌长期与社会禁忌、民俗禁忌杂合在了一起；有些古代禁忌的记载往往只言其忌，未言其理，也许只是个案教训而已。所以对各种禁忌说法，我们不能盲目执行、人云亦云，应谨慎地鉴别、扬弃。

21

《本草纲目》之无药养生

中医认为"安身之本，必资于食"，强调要维护身体健康，必须重视饮食调养。《本草纲目》推崇"药食同源"，认为吃药延年不如无药养生。书中记载了很多食疗养生内容。在此着重介绍两项：一是食粥疗法，二是豆类食品。

食粥养生

食粥养生在我国有很悠久的传统，粥在古代称"糜"。宋代诗人陆游曾著《食粥》诗传世："世人个个学长年，不悟长年在目前；我得宛丘平易法，只将食粥致神仙。"这首诗推崇食粥可以养生长寿。李时珍对于粥疗法也相当推崇。粥得谷物之精华，能畅胃气，生津液，而且容易消化，特别适合于老年人和脾胃虚弱之人。

《本草纲目》盛赞粥极柔腻，与肠胃相得，最为饮食之妙诀。并告诫世人："大致养生求安乐，亦无深远难知之事，不过寝食之间尔……故作此劝人，每日食粥。"春季养肝护脾也最宜喝粥。如荠菜粥具有清肝明目凉血通淋作用，适于高血压、目赤尿浊者食用；猪肝绿豆粥，将绿豆和米熬至八分熟时，将切成片的猪肝放入同煮，熟后加适量盐和味精即成。可补肝养血，清热明目。

—— 食豆养生

在膳食养生方面，还推荐一类保健防病佳品——豆类食品。

《本草纲目》记载："大豆，味甘，性平，无毒"。大豆是现有农作物中蛋白质含量最高的作物。还具有益气健脾、养血健脑、美白皮肤、预防骨质疏松的作用。

红豆，不仅可以寄托相思，也具有较高的药用价值。《本草纲目》记载红豆能避瘟疫，治难产，下胞衣，通乳汁。和鲫鱼同煮食可利水消肿。

白扁豆具有健脾和胃之功。《本草纲目》云：白扁豆能"止泻痢、暖脾胃、除湿热、止消渴"，故消化不良、呕吐、慢性泄泻等患者可以常服。

绿豆，味甘，性寒，无毒。不仅是炎炎夏日中清暑益气之佳品，还能清热解毒，止渴除烦，利尿解酒，治疮肿，疗烫伤。在民间验方中，将绿豆粉炒成焦黄，用醋调敷，可以治疗肿毒初发。

李时珍在《本草纲目》中还提到豆腐具有"宽中益气，和脾胃，消胀满，下大肠浊气，清热散血"之效。因此，豆腐既是美味佳肴，又是可口良药。经科学验证，豆腐含有的植物脂肪能降低胆固醇，预防动脉硬化，

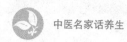

对高血压、心血管疾病有辅助治疗作用。

　　豆类食品尤其适合帕金森病患者　帕金森病主要是因为脑部多巴胺分泌减少引起，患者以老年人居多。此类患者姿态不稳，容易跌倒骨折，或伴有骨质疏松，日常生活中需要补充钙质。虽说喝牛奶是补充钙质的好方法，但是由于牛奶与左旋多巴类药物同服，不利于发挥药物疗效，因此，建议患者在晚上睡前喝牛奶。而常吃豆类食品不仅同样可以补充钙质，还有益于帕金森病症的改善。

22

饮茶养生，贵在适宜

────选茶也须明体质

　　绿茶　绿茶是我国的主要茶类，品种较多，如西湖龙井、洞庭碧螺春、黄山毛峰等。绿茶多偏寒性，适合暑湿之际饮用，可以清热、利尿，同时具有抗辐射和抗癌功效。平素畏寒怕冷、精神不振，身体偏于阳虚或脾胃虚弱易腹泻者应少饮。

　　白茶　白茶制作时未经杀青或捻揉，工艺比较简单，具有天然的清香，主要品种有白毫银针、白牡丹、贡眉等。白茶性多寒凉，可清热、祛暑、解毒，尤其适合夏季饮用，脾胃虚寒者不宜多饮。白茶还具有较好的抗氧化作用，可延缓衰老、美白养颜，久服可增强人体免疫功能。

　　红茶　红茶属于全发酵茶类，多产于热带或亚热带，我国的品种主要有小种红茶、工夫红茶、红碎茶。红茶可以促进脂肪代谢，帮助消化，提高食欲。因红茶性温，故脾胃虚寒之人可长期饮用，以起到暖胃、消炎、修复胃黏膜等作用，而平素体质偏热，容易上火、脾气急躁之人应少饮。

存茶、饮茶有学问

存茶　茶叶容易吸湿，日常饮用应置于干燥处。除湿度外，温度也很重要，低温贮存有利于保持茶叶香味及新鲜度，不常饮用的茶叶可将其密封后放于冰箱冷藏。保存茶叶的容器要干燥、洁净、无异味，可选锡瓶、瓷罐、有色玻璃瓶、铁罐、纸盒等。

饮茶　平日喝茶时，尽量少饮浓茶，否则易造成各种微量元素流失，还易导致精神兴奋而失眠。空腹饮茶容易导致胃部不适、头痛、心烦等"醉茶"现象。饭前饭后饮茶，会影响食物消化。隔夜茶容易变质，饮后可能引起胃肠道反应。以上皆应避忌。

因人制宜选药茶

除传统茶叶之外，许多中药也可泡茶单用或者与茶叶同用，起到强身防病的效果，被称为中药代茶饮。

菊花茶　可选杭白菊，有清肝明目、疏风散热、清热解毒之效，适用于性情急躁、眼睛干涩、目赤昏花、内热烦闷者。

玫瑰花茶　可疏肝解郁、活血止痛，适用于脾气急躁易怒、面色萎黄之女性，尤其适宜经前期饮用。

罗布麻茶　有平抑肝阳、清热利尿之效，长期饮用可降压、降脂，适用于高血压、高脂血症患者。生气后出现头晕目眩等症，服用此茶可有效缓解。

罗汉果茶　可清肺止咳、利咽化痰，适用于慢性咽炎患者，表现为咽喉不利、反复发炎、咽喉肿痛，长期吸烟或经常用嗓者也可经常饮用。

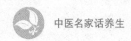

荷叶茶 可清暑利湿，升阳止血，主要针对暑热病证，适用于肥胖、饮食多肥甘厚腻、"三高"及便秘者等。

23

四步走，艾灸有效又安全

因艾灸操作简便、效果明显，许多人选择在家中自行施灸，但对艾灸一知半解，盲目跟风的也不在少数。作为一种医疗手段，艾灸有严格的临床适应证和操作禁忌，不加辨证地随意灸治，于健康不利。

第一步：艾灸前先辨证

艾条燃烧时可以产生温热效应，具有温经散寒、活血通脉、升阳固脱、散瘀消肿、延年益寿的功效，除日常保健之外，适合用来治疗寒湿痹痛、胃脘痛、痛经、泄泻，或因中气不足引起的遗尿、脱肛、崩漏等疾病。实热证、阴虚发热者，一般不适宜施灸。

每个人体质不同，病情也有所不同，即使是相同的症状，也不可盲目施灸。比如，两个人同样是头痛，一人表现为头部冷痛，恶风寒，遇冷尤剧，经过施灸后疼痛缓解；另一人经常熬夜加班，头部胀痛，遇怒则疼痛加重，心烦易怒，经施灸后疼痛没有缓解，反而加重。同样是头痛，为何两人施灸后会有截然相反的结果呢？原因是，一人是风寒头痛，艾灸可散寒止痛，所以病症有所缓解；另一人是肝阳头痛，属于实证、热证，并不适合艾灸，施灸后头痛不但不缓解，反而加重。由此可见，艾灸虽好，实际运用中也须辨证。

第二步：选择合适的艾灸方法

艾灸的方法有很多，比如艾条灸、艾炷灸、悬起灸、实按灸、直接灸、间接灸等。家庭或个人可以选择操作简单的艾条悬起灸。具体操作方法为：首先取出一支艾条，将其一端点燃，然后悬空对准施灸的部位或穴位进行熏烤，使艾条点燃的一端距离皮肤 2~3 厘米，每次或每个部位施灸 10~15 分钟，以局部皮肤微微潮红为度。一般空腹、过饱、极度疲劳时不宜施灸，孕妇的腹部和腰骶部也不宜施灸。

第三步：避开艾灸误区

误区 1：温度越高越好　艾条燃烧时的温热效应的确可以缓解部分寒性症状，如风湿痹痛、虚寒胃痛等，而且，许多人在艾灸时自觉舒适，便"急功近利"，一味追求高温，以致烫伤皮肤。其实，艾灸的关键在于艾叶的温经散寒作用，艾条微微发热可将药性缓缓渗透于肌肤筋骨，起到相关治疗作用，在家施灸时无须追求过高的温度。

误区 2：时间越久越好　不少人在做艾灸时，认为时间越久越好，常常自行延长施灸时间。《黄帝内经》记载："灸而过此者，得恶火则骨枯脉涩。"因此，自行施灸要适度，一般每次以 10~15 分钟为宜。

第四步：了解不良反应的应对

一般情况下，按照正确的方法操作，艾灸保健是安全有效的，但有时也会出现一些不良反应，掌握一定的应对方法非常必要。

艾灸后如果起疱，小者可不予处理，注意保持皮肤清洁即可，一段时间后可自行吸收；大者需要去医院找专业医生处理。部分人在施灸一段时间后会出现口干舌燥等上火症状，要注意每次艾灸前后饮用适量温开水，

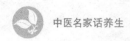

同时也要适当减少艾灸的时间及频率。施灸过程中，室内宜保持良好通风，注意艾烟的排放；特别要注意安全，严防艾火烧坏衣服、床单等，施灸完毕必须将艾火彻底熄灭，以防火灾。

走出三误区，刮痧才保健

误区 1：刮痧人人适宜

刮痧虽然疗效显著，但是并非人人都适合，以下四类人不宜刮痧。①皮肤溃疡等皮肤病患者，局部刮痧容易损伤皮肤，不利于控制感染。②刮痧会使皮肤局部充血，血液病患者应慎用。③孕妇不宜刮痧，特别是不能在腹部、腰骶部刮痧，否则易引起流产。④心力衰竭、肾功能衰竭、肝硬化腹水或全身重度浮肿等患者禁止刮痧。

误区 2：刮痧防治百病

一些人认为，刮痧主要作用于身体外部，没有副作用，故有大病小病都希望用刮痧来解决。事实上，任何一种治疗手段，其治疗作用都存在一定局限性，刮痧亦然。刮痧对感冒、发烧、中暑、头痛、肠胃病、落枕、肩周炎、腰肌劳损、肌肉痉挛、风湿性关节炎等病症有较好的治疗作用，但虚证患者不宜大面积施用。对固定不移的疼痛，也可以刮拭身体，促进皮下组织气血运行，达到疏通经络气血的目的。

虽然可用来刮痧的穴位与经络遍及全身，但在对刮痧没有较全面、正确认识的情况下贸然操作，存在风险。

误区 3：出痧越多越好

一些经常自我实施刮痧保健的人认为，刮痧时感觉越痛、起痧颜色越深，效果越好。其实并非如此。患不同疾病，使用不同刮痧器具，用力不同，疼痛感和出痧颜色都会产生差别。刮痧时的疼痛程度和出痧颜色深浅，不能作为衡量刮痧效果的标准。一般来说，感冒、发烧患者在刮痧时反应较强烈。刮痧时正常的反应是微有痛感，刮痧部位充血出痧，通常 2~5 天即可消退。如果刮痧时选取的部位不当，或用力不当，出现的红紫斑点多是微血管破裂的现象，不仅无效，还会造成皮肉损伤。有些人可能因刮不出痧而更加用力，这种做法是非常错误的。刮不出痧，除了方法错误外，也可能与体质差异或近期频繁刮痧有关。

刮痧保健有讲究

刮痧的工具、操作方向、次序、手法、强度和时间都是非常有讲究的，如果操作不规范，容易出现病情加重等不良后果。

专业而实用的刮痧板是保证刮痧治疗效果的关键。除了光滑圆润、携带和操作方便，最好具有一定的药用价值。天然水牛角刮痧板不仅质地坚韧，光滑耐用，还有一定的清热解毒作用，是比较好的选择。

刮痧前应先清洁刮痧板，用清水冲洗或用酒精擦洗。刮痧时应注意室内保暖，尤其是在冬季应避风寒。刮痧一般按先上后下、先中间后两侧、先躯干后四肢的顺序；年老体弱及虚证患者适合轻刮；年轻体壮及实证、热证患者，腰背部脊柱双侧、下肢软组织较丰厚处，适合重刮。刮痧后一小时内忌洗澡。前一次刮痧部位的痧斑未退之前，不宜在该处再次刮痧。刮痧后最好饮一杯温开水，并静坐休息 15 分钟。每个部位刮痧 3~5 分钟为宜，每次刮痧时间不应超过 30 分钟。不可连续大面积出痧，不可在皮损处或炎症局部直接刮拭。刮痧后应注意保持刮拭部位的清洁，以免造成感染。

25

日晒养生要适度

—— 晒太阳身体好

晒太阳是重要的养生方法之一，太阳光线有赤、橙、黄、绿、靛、蓝、紫七种，它们协调作用于人体，使人保持心情舒畅、情绪高涨、工作效率高。

红外线和紫外线对人体健康影响尤大。红外线可以使人体温升高，血管扩张，血流加快，皮肤和组织营养状况改善，食欲增加，精神愉快，同时还具有增加新陈代谢、促进细胞增生和消炎镇痛的作用。

紫外线有强大的杀菌能力，能削弱细菌、病毒的活力，抑制它们的生长繁殖，为人体健康创造有利环境；紫外线还能促进钙、磷在肠道的吸收和转化，对婴儿佝偻病或成人骨质疏松症等有预防作用；紫外线的照射，对人体新陈代谢和造血功能也有促进作用，可改善神经系统对体温的调节，增强人体免疫功能，保护皮肤。

阳光中的其他光线对人体健康也各有贡献。它们之间的共同作用，主导着人的清醒-睡眠节律，调节着机体的新陈代谢，影响着人类的健康状态。中医有"春夏养阳"的说法，此时更应多晒太阳，不可因怕晒、怕热而一味远离阳光。

晒太阳心情佳

阳光不足会造成人体功能紊乱，导致许多疾病的发生。在冬季阳光照射时间较短的加拿大，每年都有许多人患病，表现出烦躁、忧虑、嗜睡、关节疼痛、食欲激增、性欲减退，妇女比男子更为突出。为了躲避这个季节，每年都有成千上万的加拿大人飞往温暖地带过冬。

在冬季和阴雨连绵的季节里，人们会产生身体不如夏季或晴天舒展、精神不如夏季或晴天好的感觉，这都是太阳照射不足导致的。就紫外线而言，冬季地面的接受量还不足夏季的1/6。科学家们通过一系列的研究后指出，造成这种季节性病态反应的直接原因，是人体的褪黑素分泌失调，而褪黑素的分泌是受阳光照射程度支配的。褪黑素与体内五羟色胺的合成有关，除了有促进睡眠、延缓衰老等功能之外，还可以调节情绪。换句话说，充足的阳光，是保持人们精神向上、情绪正常的特效良药。

日晒过度有危害

阳光具有两面性，晒太阳过度也会给机体带来危害。过强的紫外线和红外线对人体组织细胞都有破坏作用，可以引起皮下毛细血管扩张、通透性增高，导致局部皮肤红肿、坏死、脱落，医学上将其称为"日光性皮炎"。夏季长期在太阳下暴晒，还有引起中暑的可能。因此，阳光强烈时，要戴上帽子和太阳镜，还可以合理运用防晒器具或防晒霜，对眼睛、皮肤等加以保护。有研究指出，皮疹、晒斑、皮肤过早老化、皮肤癌的发生，也与直接受过长时间、过强的太阳光照射有关。晒太阳的时间不宜过长，每次晒20~30分钟即可。不要在空腹或过于疲劳的状态下晒太阳，有发热、失眠、贫血及某些皮肤病、急性病的人也不可过度日晒。

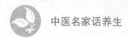

══════ 晒书晒被更健康

天气晴好，晒书、晒被是完全必要的。藏久了的书不仅容易受潮、发霉、腐烂，还容易被蛀虫侵蚀。每年夏季把藏书搬出来晒晒太阳、通通风，潮气被吸走了，蛀虫和细菌被杀死了，这对书的保护和读书者的健康都有积极作用。晒衣被也能起到这样的作用，特别是为冬季准备的棉衣、棉被，在热天晒晒太阳更好，不仅能消除细菌和潮湿的危害，对衣被起到必要的保护，还能达到松软棉絮、提高保温程度的目的。

26

药浴虽好，警惕健康隐患

顾名思义，药浴就是在浴液中添加药物成分，达到治疗目的。根据所含中药的不同，常见的药浴保健作用包括发汗退热、温经散寒、祛风除湿、疏经通络、调和气血、消肿止痛、祛瘀生新、美容健身等。因其操作简单，便于患者实施自我药疗，也比较安全可靠，能避免其他给药途径所引起的毒副反应，故备受追捧。时下流行的温泉浴、鲜花浴、牛奶浴虽名目繁多、功效各异，但本质上与中药浴并无差别。需要提醒的是，药浴虽好，也存在健康隐患。

══════ 药浴用具有选择

药浴用具尤其是全身泡浴用具的选择，安全性尤为重要，应清洁无油腻，内表面光滑无尖刺，若家庭使用，质地以木质者最佳。为保障卫生与安全，用前和用后一定要清洗干净，定期消毒；不用的时候要保持干燥，最好趁天气晴暖时晒一下。但在公共场所应慎用木质浴具，因其在潮湿环境中容易滋生及传播病菌，与他人共用浴具存在健康风险。

方药选用要慎重

药浴是中医外治法的一种，故不能像泡温泉一样随意浸泡，尤其要注意中药材的选择，选用的方药一定要符合自身体质或病症需求。用错药材不但无益，反而会威胁身体健康。因此，药浴时所选用的方药，一定要由专业医生对症下药或依据个人体质选择，切勿盲目自行选药。

药浴水温因人而异

一般来说，热水药浴通常温度在38~45℃之间；风湿性关节炎、风湿性肌痛、类风湿关节炎、各种骨伤后遗症、虚寒体质等患者，药浴水温应当偏热些；而热性体质、阴虚内热，或高血压、失眠、甲亢、神经过度亢奋、消化不良等患者，药浴水温不宜太热，与体温接近便可。此外，浴中如需补加热水，应温度适中，避免烫伤。

药浴时间应合理

药浴时间不可过长，应控制在30分钟内。首次泡浴可先泡10分钟，如发现有药物过敏或其他不适症状，如头晕、心悸、胸闷、喘不过气等，应立刻停止泡浴，并移至通风处休息。如没有异常反应，药浴时间可逐渐延长。

饭前、饭后30分钟内不宜沐浴。空腹洗浴，容易发生低血糖，而致虚脱昏倒。饱腹沐浴，全身体表血管被热水刺激而扩张，内脏血液被动员

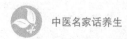
而分散到身体表层，胃肠道血量供应减少，影响食物的消化吸收。临睡前不宜进行全身热水药浴，以免过度兴奋影响睡眠。

药浴时晕厥怎么办 药浴时晕厥是指患者在泡浴过程中出现头晕目眩、头重脚轻、恶心呕吐、胸闷气短等症状，继而昏迷、不省人事、面色苍白、四肢湿冷，多因药浴时间过长，或出汗多、体液丢失量大等所致。若发现泡浴者昏厥，应及时将其扶出浴盆，平卧，喝些白开水或糖水；或用凉水洗脚，使下肢血管收缩，确保头部血供。为预防晕厥，药浴开始时水位应在胸口以下，待身体适应后，再逐渐泡至肩部；泡浴过程中应注意保持浴室通风，并适当多饮水，以补充水分。

注意保暖避风

药浴时，室温不能低于 20℃，部分药浴（如足浴）时，应留意全身保暖，以防伤风、受寒。洗浴完毕应马上拭干皮肤。秋冬之季，尤应注意浴处的保暖与避风。《老老恒言》谓"浴后当风，腠理开，风易感，感而即发，仅在皮毛则为寒热，积久入里患甚大，故风来宜避，浴后尤宜避"。浸泡期间起身休息时，应穿上浴袍或用浴巾裹住身体，以免着凉。老年人、孩童慎用水温 39℃以上的药浴，并应有人陪护在旁，避免烫伤、着凉等。

（特别提醒）

泡药浴并非人人适合，心脑血管病、肺功能不全、传染性疾病、外伤、有出血倾向等患者，以及年老体弱者，不宜泡药浴。妊娠期或经期妇女也不宜泡药浴，特别不宜盆浴及坐浴；患有阴道炎、慢性盆腔炎的女性，以及皮肤有伤口、皮肤疾病未愈或对药浴液过敏者，均不宜泡药浴。

与泡脚结缘

人们向来重脸不重脚，因为脸担当着"门户"之任，而脚只是一种"交通工具"。然而，这种"头重脚轻"的看法却是错误的。

我对脚是相当重视的，经常做的就是泡脚，既简单又省钱，不出家门就可以实施，容易坚持。泡脚能够活血化瘀，随着水蒸气的袅袅弥漫，累了一天的脚开始渐渐地恢复元气，并由此激活体内的元气。因此，每晚临睡前，总要灌满一壶水，慢慢地泡上半小时，水冷了就换，就加。捧上一本书，既不浪费时间，又不需花费，于精神于肉体都是一种享受，然后舒舒服服睡觉。如果是风雨夜归人，这种泡脚还能驱赶寒气。寒湿之气侵犯人体致病，也容易从脚上起。

泡脚的功能还不仅于此。记得 20 年前我的一个朋友出嫁，临上小轿车前的最后一件事情，就是泡脚。大白天，众人拥着、等着，一向讲究礼数的她却在众目睽睽之下泡起了脚，然后才神清气定地上了车。果然，那晚她神采出众（那时没有化妆这档事）。我于是效法，一些应酬活动前，如果有条件，就事先泡脚，果然精神焕发，人神气多了。

最妙的是，我的头痛顽症也会因泡脚而化解。因为长期搞文字工作，用脑过度，我常常会在整个下午头痛，没有明显、清晰的部位，却又弥漫整个脑袋，以致思路就像浆糊一样堵塞着，影响工作效率与情绪。常常是，每晚当我拖着疲沓沓的脚、沉甸甸的脑袋走进屋子时，总感到再也提不起精神做任何事情。但等泡脚以后，就像换了一个人似的，又会兴冲冲地坐到电脑旁，沉重的脑袋一下子轻松了，达到文思如涌的境界。

泡脚何以有如此功效，医书上有最好的解答。《黄帝内经素问》上写

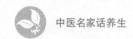

道："阳气起于足五指（趾）之表……集于足下而聚于足心……阴气起于足五指（趾）之里，集于膝下而聚于膝上……"，说明人体经络中阴阳二气均始于足部，同时，足部也是足三阴经和足三阳经的交会之所，能使全身经络得以通行无阻。故而古人养生经验中有"饭后三百步，睡前一盆汤"之说。"睡前一盆汤"即临睡前用热水泡脚，实际上就是对脚部的穴位进行温热刺激，可以疏通经络，调和气血，强壮内脏，加速血液循环。

在国外，各种脚部的护理（按摩、理疗）正在白领阶层逐渐兴起。在家泡脚的办法虽然有点"土"，但是简单便捷，容易坚持，很适合国情，值得推广。要知道，人体的衰老是从脚开始的。因为人体衰老，肾气先衰，最主要的表现就是腿脚酸软无力，步履蹒跚。经常刺激足底，则可温补肾阳，延缓肾气衰弱。从某种意义上来说，脚是人体的第二心脏，其上布满血管，无数神经末梢与大脑相通。中医认为，双足有 60 个穴位，连接人体五脏六腑的 12 条经脉有一半起止于足部，在脚上都有相应的投影。生物全息医学也认为，足部排列着全身各器官的神经反射区。足部属微循环系统，距心脏最远，因此，血液循环流经此处速度最慢，加上人体经常处于直立状态，受到地心引力的作用，血液中的酸性代谢物、未被利用的钙等容易沉淀于足部，转换为有害物质，并滞留在足部反射区内，形成小的气泡硬结。所以，长期坚持睡前用 40℃热水洗脚，是一种值得提倡的习惯，良性刺激这些穴位，通过神经反射，能疏通经络，改善血液循环，激活神经末梢，达到促进新陈代谢、健身强体、延缓衰老的功效。

老胃病关键在于"七分养"

我原来在单位是个有名的老胃病，三天两头因胃痛请病假，既影响工作，又有碍于生活质量。虽经服用了不少中西药物，老毛病依然时好时发，令我十分烦恼。

最近几年来，我摸索出四种养胃方法，并持之以恒地实践，精神状态明显好起来，那些恼人的症状不再光顾，老胃病病灶也悄然离去。复查胃镜时，过去的胃炎与胃溃疡现象已经消失。

少食多餐，平衡膳食

中青年时代，我进食喜欢暴饮暴食，而且还有偏食习惯。比如每次打完乒乓球，还处于汗流浃背状态时，就不顾一切地大量饮用冷水，虽然是一时快活、一阵惬意，但对脾胃损伤不轻。现在，我按"三分治、七分养"的养胃法，每餐只食 75~100 克谷类主食，一日三餐，基本不吃冷饮、冷菜，坚持每顿吃七分饱，使食后不觉饱胀为宜，还戒了烟和酒。

饭后休息，适当躺下

由于我兼有胃下垂，于是便饭后躺下片刻，稍事休息。有人说："饭后百步身体好。"这话并不适合胃病患者，尤其对胃下垂者更为忌讳。所以，我饭后躺下休息 20 分钟左右，有助于胃部集中力量消化吸收营养。此外，自己也会用阔带宽紧带围住胃下端腹部，防止胃下垂。

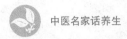

—— 软食为主，少荤多素

过去，在单位食堂用餐时，我总爱挑选油炸食品如煎鱼或油饼吃，很少吃蔬菜，加上狼吞虎咽地快速进食，餐后又马上工作，长此以往，导致胃部疾病。退休后，我已改掉不良饮食方式，改硬饭、油煎食品为软饭、面食，同时每天吃些绿色蔬菜与豆制品，不仅帮助胃肠消化蠕动，而且营养均衡。

—— 按摩腹部，疏通脏腑

胃病者，大多存有胃肠功能较差、容易出现积痞食满等倾向，以及大便秘结等通病。这些症状本人以前经常出现。数年来，我早晚和饭后，在丹田、关元穴位的腹部做顺时针方向按摩 80~100 次。此举可疏通经络、活血化瘀，胜过消化药物，对防止胃肠潴留及便秘，效果显著。

由于我坚持上述养胃四法，过去十几年的胃病痼疾逐渐开始缓解、好转、痊愈。这充分表明：对慢性胃病来说，"七分养"是至关重要的。当然，在胃病发作时期，须听从医嘱服用药物。

29

简说肝病养生

肝脏是人体最大的脏器，也像一座化工厂，担负着人体的解毒功能，承担蛋白质、脂肪、维生素、微量元素等诸多物质的代谢。

中医认为肝的主要生理功能为生血、主疏泄、主筋爪，开窍于目，与胆相表里。从现代学解释，肝的这些功能涵盖了消化、内分泌、神经、精神系统等功能，因此中医的肝脏与西医的肝具有不同的含义。

一旦得了肝病，就会出现各种临床表现，如黄疸、胁痛、腹胀、泄泻等，根据证候可以分成各种证型。

无论何种肝病（包括病毒性肝炎、脂肪肝、药物性肝炎等）都应以预防为主，尽可能防止肝病的反复发作或恶化，以致形成终末期肝病（如失代偿肝硬化、原发性肝癌）。根据我们的经验和体会，肝病患者的养生保健主要应注重几个方面：即情绪、饮食、活动、生活习惯。

情绪乐观

肝病与人体的情志密切相关，抑郁、焦虑等不良情绪，可能诱发肝病或使病情加重。临床常见到同样的病、同样的治疗，不同的心理状态会产生不同的结果。所以得了肝病，不论轻重，都要保持良好的心态。"既来之则安之"，配合医生治疗，悲观失望或急于求成皆不利于病情康复。

劳逸有度

除了肝病的急性期（肝功能严重损害）和危重期（重型，肝硬化失代偿）需要卧床休息外，一般可主张动静结合。可以参加正常的工作和体育活动，但不宜过于剧烈，以自身感受为依据。尤其是脂肪肝患者，要牢记"少吃多动"的原则，除控制饮食和体重以外，必须每天坚持40分钟的体力活动（走路、游泳、自行车等），每周5天。此外，要保证充足的睡眠，熬夜或睡眠障碍不利于疾病康复。

药食宜忌

中医讲究忌口，慢性肝病患者宜多食河鲜、瘦肉、蛋白、菌菇、豆制

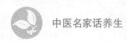

品、蔬菜等，不宜或少食海鲜、鸡肉、羊肉、刺激性强和脂肪含量较高的食品。药膳方面建议选用药食同源的中药，如具有健脾作用的茯苓、山药、陈皮、红枣，具有补肾作用的枸杞子，具有益气作用的人参、灵芝等。

某些中药如黄药子、马兜铃、雷公藤、土三七和西药如抗结核药、抗生素、降压药、解热镇痛药、安眠药、抗肿痛药及部分避孕药，对肝脏有毒性，可能诱发药物性肝炎，因此要慎用或禁用。

慢性肝病患者在服用治疗其他系统疾病的药物时，应向医师告知自己的肝病情况。

良好习惯

不良的生活习惯或嗜好也会对肝脏造成损害。吸烟已被证明可加速脂肪肝和肝纤维化的发展，因此必须戒烟。少量饮酒对肝脏可能没有害处，但笔者认为不应提倡，而且只宜饮黄酒和红酒。浓茶和咖啡对肝脏的伤害暂无定论，但也不宜过多，应强调适度。

肝病患者可否服用膏方，要视具体情况而定，若病情不稳定，如肝功能波动、临床症状明显时，暂时不宜服用膏方，一则消化吸收不佳，二则难以根据病情变化调整药物。而在治疗稳定期，患者的消化功能基本正常，但有乏力、胁痛、腰酸、大便溏薄或干燥、夜寐不佳等不适症状时，则可据病情服用膏方调理，但应注意药物不宜过于滋腻。

定期进行必要的检查和随访也十分重要，医师可以根据病情变化调整治疗方案。肝病患者千万不要轻信各种广告，盲目购药及服用所谓"保健品"，否则容易造成不良后果。如有需求，可请教专科医师，根据正确的指导意见和方法进行保健养生。

30

养肺全攻略

近几年来，全国各地"PM2.5"指数频频爆表，人们谈"PM2.5"色变，每当灰霾蒙蒙、天地混沌之际，就口罩捂面，唯恐避之不及。"PM2.5"主要通过呼吸道进入人体，随着空气中"PM2.5"含量增多，吸入浓度的增加，造成呼吸、循环、中枢神经等系统疾病的发生，由于呼吸系统直接暴露于外部环境中，因而受到的危害更大，容易引起上呼吸道感染、过敏性鼻炎及支气管炎、支气管哮喘等疾病。

防治三名方

清肺化痰汤加减 药用栀子、黄芩、知母、贝母、麦冬、桑皮、桔梗、茯苓、橘红、瓜蒌仁、甘草等。"肺喜清肃"，邪留于肺，久则酿成湿热伤肺，肺气不得宣清降浊，气机不畅，出现咳嗽、痰黄、气急、气促等，此方可清肺化痰祛邪，将吸入的颗粒物清除体外。

百合固金汤加减 药用生地黄、熟地黄、麦冬、百合、白芍、当归、贝母、生甘草、玄参、桔梗等。"肺喜润而恶燥"，冬春季节气候干燥，或兼有郁热不去，损伤肺津，致阴虚肺燥，出现咳嗽痰少或干咳、咽痛、气促、皮肤干燥等，此方可润肺滋阴。

玉屏风散加减 药用黄芪、白术、防风，配以健脾之品。即使吸入"PM2.5"，也不意味着每个人都会发病，而仅多见于年老、体弱、久病以及儿童等免疫功能下降人群。正如《黄帝内经》中所说："正气存内，邪不可干""邪之所凑，其气必虚"。肺主卫外，肺气不足，卫外

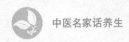

失固，易受邪侵而发病，多表现为气短、喘息急促、声低而无力、咳嗽、自汗、平素容易感冒等，适合以此方补益肺气，御敌于外，提高人体免疫力。

—— 预防三格言

虚邪贼风，避之有时　此为《黄帝内经》中所言，翻译成现代语言，就是告诉人们在污染严重的时候应尽量减少外出，一切与时令节气相反的气候或环境都要适时规避，减少外在致病因素的侵害。

此外，锻炼本身会增加呼吸量，导致吸入更多有害物质。有晨练习惯的人应改室外锻炼为室内锻炼，待污染指数下降，可以适当出门。

凤兴夜寐，洒扫庭内　此语来自《诗经》，告诫人们要有按时起居、适度劳作、保持卫生。定时对屋内进行清扫，可减少空气中长时间漂浮的灰尘；在室外空气良好时适当开窗透气或安装空气净化器。

雾霾天外出归来应立即清洗面部、口鼻及裸露肌肤。每天用淡盐水漱口 3~4 次，以祛除口腔有害物质，清除痰液。

正气存内，邪不可干　提高自身的御敌能力，才是抵御外邪的根本。平时要保持科学的生活规律，避免感受风寒、过度劳累；应多饮水，注意饮食清淡，少食刺激性食物；宜选择清淡易消化且富含维生素的食物，多吃新鲜蔬菜和水果；适当多食百合、鱼、黑木耳、鸭血、蜂蜜等具有滋阴润肺功效的食物。

护肾重于补肾

王先生42岁，最近总觉着腰酸不适，同时伴有尿频、尿急，去了医院检查也没发现什么明显异常。王先生考虑到自己平时工作繁忙，应酬也多，现在年过四十，可能是肾虚，就听人介绍在药店买了些金匮肾气丸回来服用。可吃药2周后，症状没有任何减轻，反而加重。王先生的妻子是个细心人，将他带至中医院就诊，医生告诉他们，王先生腰酸、尿频、尿急主要是因为平时肥甘油腻、烟酒等摄入过度，在体内酿生湿热，下注肾与膀胱所致，随后开了清热利湿化浊的方子，王先生服用1周后，症状消失。

护肾不等同于补肾

生活中，很多人像王先生一样意识到自己的肾可能出现了问题，并且也想积极地采取护肾措施。问题是他们仅仅片面地认为肾的问题都是肾虚所导致，认为护肾就是要补肾，就随便服用一些温补肾阳或滋补肾阴的药物，结果很多时候适得其反。

其实护肾的概念要比补肾更为广泛，护肾是保护肾脏，不使肾脏的正常功能受损，护肾包含了补肾，此外还包括避免肾受到有毒物质的伤害、加速废物或有毒物质从体内的排泄等概念。从中医角度讲，一些祛邪的方法，祛除有损肾脏功能的实邪（湿热、湿浊、瘀血）也可以护肾。

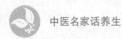

───── 护肾方法大集合

生活情志调适　生活上，我们要慎避寒暑，少吃寒凉油腻煎炸食物，多喝水少饮酒，合理睡眠。注意个人卫生，注意调摄情志。睡前泡脚有良好的护肾作用。

慎用伤肾药物及化学物品　引起肾损害的常见药物包括：①抗生素，特别是氨基糖苷类抗生素，如庆大霉素、卡那霉素等；②非类固醇类抗炎药，如多种消炎止痛药；③抗肿瘤药物；④一些中草药及其制剂，如木通、龙胆泻肝丸等。上述药物应在专科医生的指导下使用，避免两种或两种以上肾毒性药物联用；出现肾损害应及时停药就诊。

此外，现在一些装潢材料、清洁剂、食品添加剂等化学物品，使用时也应谨慎。

药物调理　中医治病防病的特色在于"辨证论治"——根据患者相应的临床表现，结合不同的体质因素以及年龄、性别，甚至饮食习惯等，得出一个"证"，开出相应方药。中医辨证论治充分体现具体用药的"个体化"特色，对护肾保健意义重大，在辨清气血阴阳哪方面失调之后，可以通过汤药、丸药、膏方、药茶、药物穴位贴敷等多种手段进行调理。

食疗调护　可以用来调护补肾的食物有很多，诸如芝麻、山药、芡实、莲子、松子、粟米、豇豆等。上述食物有寒温偏性的不同，需要根据自身体质，适当选择服用。

推拿按摩，运动锻炼　通过每天搓擦腰眼，揉按丹田，搓搓手心、脚心，也能达到补肾效果。此外，散步、慢跑、打球、做操、练拳舞剑等，对于护肾也有很大裨益。

最后想和大家说的是，护肾保健应该及时去正规医院咨询，得到专家的建议很重要，不能轻信网上的一些护肾窍门。每个人问题不一样，我们不能盲目地套用对他人有效的方法，尤其是在采用药物治疗的时候，应更为谨慎。

32

女性平衡养生诗

上篇——心身和谐

女子养生血为先，郁气多得小三联。
上颈下足中脾胃，调经调肠调睡眠。
养生寓于生活间，家务上班都是练。
三因制宜取其所，健康意识最关键。
美容莫止皮肤修，美体环肥讥燕瘦。
心身和谐讲适应，健康目的平衡求。

中篇——身体调养

女子健康在血气，月经不好要早调。
乳腺子宫甲状腺，定期检查很必要。
更年肩周腰腿痛，中药治疗效果好。
气血调畅气色好，保养皮肤人参妙。
自然醒来阴阳调，大便通畅毒素少。
坐直站直腰板直，经络疏通常泡脚。

下篇——饮食养生

常吃海带三联防，常吃钙片腿不老。

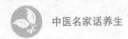

吃完油腻喝普洱，薏苡仁山药把胃调。

洋葱泡酒降血压，腊八陈醋血管保。

海带紫菜天天有，木耳蘑菇少不了。

以素为主八分饱，水果蔬菜比肉好。

千百年来，各大医家积累了许多养生经验。这些经验千变万化，却万变不离其宗——讲求平衡。中医里的阴阳平衡是最富有哲学意义的平衡，中医以其作为重要的养生原则，中医经典古籍《黄帝内经》中早就提出，"人生有形，不离阴阳。"女子有其独特的生理特点，气与血的平衡与女子更有着密切的关系。

这首诗从心身和谐、身体调养、饮食养生三个方面，告诉女性朋友怎样平衡养生。诗句通俗易懂，朗朗上口，可能只有个别词句不易理解，这里做些解释，帮助读者记忆。

——"郁气多得小三联"

女子的生理具有"经、孕、胎、产、乳"的特点，皆以血为本，以血为用。而肝主藏血，故中医里有"女子以肝为先天"的说法。现代妇女在社会和家庭中扮演双重角色，容易出现临床上常见的"三联征"。"三联"即：甲状腺、乳腺、卵巢。临床中发现，中年妇女在这三个地方的一处出现结节、囊肿、肿块，其他两个地方往往也出现伴随症状，比如说通常有甲状腺结节的患者，往往连带检查有乳腺增生和卵巢囊肿，有较强的相关性。其病因多为情志抑郁，肝郁气滞，久而成结。临床治疗的总原则为疏肝解郁、活血消癥，家庭保健中，可以常用玫瑰花、益母草泡水，起到预防与治疗作用。

对女性来说，乳腺、子宫、甲状腺的定期检查必不可少。许多疾病的早期没有任何症状，像宫颈就是女性体内的一个"没有痛觉的危险地带"，但等到疾病发展到一定程度，治疗的难度就会增加很多，甚至无法治愈。

临床上，妇科内诊、阴道分泌物检查、乳腺检查、盆腔 B 超检查、宫颈细胞学检查等是有效的检查手段。

小验方 ．．．．．．．．．．．．．．．

玫瑰花益母草汤

玫瑰花疏肝解郁，活血止痛，活血调经，利水消肿，清热解毒。可取玫瑰花 6 克，益母草 30 克，水煎，分早、中、晚 3 次服用，这两位药的配伍，玫瑰花是性温的，而益母草则是微寒的，两味药一综合，就使得它的药效更加平和；而这两位药都是活血化瘀的，叠加起来，可使药效达到最大化。

"上颈下足中脾胃"

护颈　许多职场女性，每天面对电脑、低头伏案的时间基本都在 8 小时以上，颈部肌群长时间处于紧张状态，极易引发颈项肌肉酸痛、落枕、胳膊发沉、麻木疼痛等不适症状，爱美的女性应该注重"护颈"。这里推荐一种简易的颈椎操：双手十指紧扣，以掌心向前方向推出双臂，至双臂伸直的程度为宜；同时，头与颈部尽量后仰；每天重复 100 次，对颈肩部肌肉都有所缓解。

护足　主要强调的是泡脚。高跟鞋在展现女性良好身材曲线的同时，也是女性足踝、膝部肌肉关节的"潜在杀手"，泡脚具有舒经活络、促进血液循环的作用。"中药泡脚，胜吃补药。"每天泡脚 15 分钟就能起到保健作用。我们临床常推荐一种泡脚方：生麻黄、川桂枝、艾叶、透骨草、川芎、生姜各 30 克，葱白四根，水温不宜太热，40℃左右为宜，泡到微微汗出是最好的。

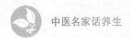

怎么煎泡脚方

根据我们的经验，用药物体积 8~9 倍的水煎中药，是最能析出它有效成分的，效果也是最好的。但是实际煎药时水分往往保证不了那么多，像泡脚方，煎取一盆就可以了。药物先用大火煮开，然后再用小火煎 20~30 分钟即可。上述泡脚方适用于"经络有寒"的患者，比如四肢有疼、麻、木、凉、针刺感、蚁行感等不适症状。

护脾胃　这里推荐"吃序颠倒护脾胃法"。吃序颠倒既有助于保持女性的曼妙身材，又可使人远离糖尿病和血脂异常。方法是：先喝汤，再吃素菜，最后再吃主食和肉。因为汤品和素菜可以先将饥饿的肚子填充，觉得不那么饿了，最后吃主食和肉，就不会想吃那么多，达到"七八分饱"的饮食养生原则。

"气血调畅气色好，保养皮肤人参妙"

女子以肝为先天，中医讲，肝主疏泄气机，主藏血，以气血为中介，女子与肝之间建立了极为密切的联系。女性气血充盈调畅，经、孕、产、乳功能就正常，自然可以保持面色红润、皮肤光泽，这就是中医讲的"有诸内，必形诸外"的道理。

人参是传统名贵中药，所含人参皂苷有保护皮肤和延缓衰老作用，常被用于护肤品中。爱美的女性可以经常用人参泡水做护肤水用，轻轻拍打皮肤，使肌肤柔嫩光泽。

—— "常吃海带三联防"

海带入药叫作昆布，味咸，性寒，归肝、肾经，具有消痰软坚、利水消肿的功效。海带中含有的藻胶酸、蛋白质、各种维生素等营养成分，对预防现代女性常见的甲亢、乳腺增生及子宫肌瘤有好处。海带是含碘和碘化物较多的食物，有防治缺碘性甲状腺肿的作用；海带含有必需氨基酸和不饱和脂肪酸，有保护乳腺的作用，对预防乳腺增生有益；海带内含有大量的碘类物质，可以促使卵巢滤泡黄体化，从而降低体内雌激素水平，使内分泌失调得到调整，最终消除甲状腺肿大、乳腺增生、卵巢囊肿等疾病的隐患。

总而言之，女性养生在于保持其身体内外的各种平衡，如某方面平衡失调，就会生病。从心身和谐、身体调养和饮食三个方面做，是正确的选择。

33

更年期调理两大"法宝"

—— 法宝之一：调心理

我们曾对门诊中的更年期综合征妇女做过心理检测，发现她们都有不同程度的神经质的心理特征。重视心理调节，保持心理健康，不仅是治疗，也是预防更年期综合征的一大"法宝"，具体可分三步走。

自我调节 有言道："莫道桑榆晚，彩霞尚满天"。更年期妇女要克服消极悲观心理，虽不指望青春常驻，却要有一颗年轻的心，甚至童心。种

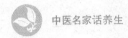

花莳草、琴棋书画、运动舞蹈，是转移心理障碍、忘却岁月烦恼的好办法。气功中的静功、内养功对调节心理平衡亦颇有效。

　　家庭调节　一个身心过度受压抑的妇女，其情绪波动要比一个生活在充满爱与理解环境中的妇女大得多。家庭中夫妻、母子、婆媳关系较为复杂微妙，最易困扰更年期妇女。作为家属，应给予更多的谅解，为她们提供安宁稳定的家庭环境。

　　社会调节　有人对更年期妇女的精力做过统计，大约有 1/3 的人不可能再保持原有的生活节奏，因此不能适应紧张激烈的社会竞争。所以，各阶层的更年期妇女都应适当减轻工作压力，保持平和的心态，可谓："心脾平和，则经候如常，百病不生。"

——— 法宝之二：护脾胃

　　通俗地说，就是保护吸收营养的脾胃，这对生理功能趋于衰减的更年期妇女非常重要。有人认为多吃补品能增加营养，防止衰老；有人认为，更年期心情烦躁是气火偏旺，因此贪凉饮冷；还有些人渐改以前的生活规律，或贪睡懒动，或睡眠过少。所有这些，都会影响到脾胃的健康，使之失于促营养、抗衰老之职。想拥有运作良好的脾胃，除了生活规律、劳逸适度外，还可以注意以下几点。

　　避免脚部和腹部受凉　胃肠不适的更年期妇女可经常按摩胃脘部和背部的脾俞穴、胃俞穴，手法沉着缓慢，每天 8 分钟左右。

　　加强体育锻炼　打太极拳、舞太极剑尤其有利于脾胃保健。

　　挑选适合自己的食物　更年期妇女都应注意补钙，宜多吃含钙高的食物，如虾皮、虾米、大豆制品、肉骨头、骨粉、鱼粉、黑木耳、山楂等；有高血压且经常眩晕、浮肿者，可多吃养血、利尿、降压食品，如小米粥、赤豆汤、绿豆汤、首乌炒肝片、芹菜炒肉丝、天麻蒸鱼头等；比较肥胖的更年期妇女，多有胆固醇增高、动脉硬化，中医认为是"痰脂"所致，应多吃有滋阴化痰、软化血管作用的食品，如新鲜水果、蔬菜、山楂片、陈皮粥、海蜇、甲鱼等。

　　以上这两大"法宝"，如能融入自己的生活，就好比配备了战胜更年期综合征的"常规武器"，足可护送更年期妇女安然度过这一生命中的多事之秋，轻轻松松地步入健康欢愉的晚年。

进补有方

第三章

进补小学问

34

谈谈药补与食补

—— 药补：是药三分毒

　　部分中草药有毒性，这是客观存在的。《神农本草经》将 365 味中药分为上、中、下三品。上品延年益寿，基本无毒，可以长期服用。中品调养治病，毒性较弱，病愈则药停。下品攻邪，毒性较强，以治疗急证为主，不可长期服用。多数常用的补虚药材都是安全无毒的，然而，补药也是药。服用恰当，能够促进健康；如果使用不当，也可能引起不良反应，如人参、黄芪等，如果药症不符，可能引起头痛、口舌生疮、胃肠胀气等不适。因此，药补是否对症、配伍是否合理、用量是否安全等，十分重要。

　　近年来，关于马兜铃酸的肾毒性屡见报端，也让许多人对药补产生了恐慌，其实含马兜铃酸的中草药并不多，仅马兜铃、关木通、防己、细辛等，不超过十味。此外，即使药物本身有毒，通过炮制及控制用量等，也是可以保证安全的，毒药变良药的例子也不少。比较典型的如砒霜，虽是剧毒药物，但治疗白血病的疗效是确切的。当然，治病可用毒药，进补一般不会选择。有一次门诊，患者对药方上"生石膏"这味药产生了疑问，担心生石膏有毒，于健康不利。其实，作为中药的生石膏并无毒性，且可清热生津，对发热有良效。我国自汉代时发明了豆腐，就是使用生石膏点卤，使豆浆凝固成豆腐，食用少量生石膏对人体无害。

食补：也非绝对安全

因为中药的不良反应，有句老话是"药补不如食补"。如果症情比较单纯且胃纳良好，结合日常饮食，既"食"又"补"，可谓一举两得。常见的食补之物，都有一定的功效和适用范围。有的是以味厚滋腻为特点的滋补品，如猪肉、鸡肉等，适用于气血大亏、形体羸弱者，但易于碍胃及生湿助痰；有的是温补品，如羊肉、桂圆等，性偏温热，适用于阳虚不足，有畏寒肢冷情况者，但能助火伤阴，故阴虚火旺者不宜；有的是清补品，如甲鱼、百合等，性偏寒凉，适用于阴虚不足，有低热、口渴等情况者，但能助阴伤阳，故阳虚畏寒或脾胃虚寒者不宜。有的是平补品，如牛奶、豆浆、红枣、银耳、鸡蛋等，以性质平和为特点，补益作用较缓慢，久服不致出现偏胜伤正之弊。

多数食物本身虽然无毒，但若不符合体质，也会有不良反应。此外，要注意饮食有节，即便食症相对应，但如果吃得太多，不仅伤胃，还可能过犹不及，于健康不利。部分食物也有小毒，选材、烹制时要加倍注意，以免造成食物中毒。

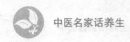

味苦，后者微苦。合炒为菜，开胃健脾，能除暑邪，解疲乏，养阴清热，宁心安神。适用于中暑下痢，热病后余热未清。

胃喜为补，适口为珍

长夏汗多最易丢失津液，宜增吃酸味食物，养阴生津，如番茄、柠檬、乌梅

"胃喜为补"之说，首见于清代医家叶天士《临证指南医案·虚劳》："食物自适者，胃喜为补。"意思是说，人体乐于接纳的食物，正是脾胃所喜欢的，可起到调补作用。早在《黄帝内经》中也有相关论述，指出"五谷为养，五果为助，五畜为益，五菜为充，气味合而服之，以补精益气"。所谓"气味合而服之"，也是强调根据个人禀赋不同，口味各异，以摄取适合自身的多种食物，起到补精益气的作用。即所谓"五味入胃，各归所喜"。不同的食物有着不同的性味，不同性味的食物对脏腑、阴阳、气血有着不同的功效。从人体的味觉感受来看，民间也有"药不在贵，对症则灵；食不在补，适口为珍"的谚语。叶天士正是依据上述经验将其上升为"胃喜为补"之论。

"胃喜为补"，无论在临床上，还是在生活中，均有大量例子可以佐证。胃寒之人，自然喜好温性食品，而温性食品有益于和胃散寒；胃热之人，大多喜欢凉性之物，而凉性之物有助于清胃祛热。再如，同为胃脘痛者，有的视摄入糯食为禁忌，一旦食用，便滞塞不化，脘腹胀满；有的则喜食适量糯食，由此可使胃脘空虚、疼痛之感缓解。即便临床用药，也应考虑"胃喜为补"。比如，有些药物虽对某些虚损性病证有良好的调补作用，但若患者服用后胃脘不舒，食滞不化，甚者恶心呕吐，医生也应及时调整处方用药，因为再好的调补药物也需要脾胃摄纳运化后方能起到作用。

当然，"胃喜为补"并不是主张喜欢吃的就可以毫无顾忌地吃。比如，糖尿病患者血糖未能控制到理想范围之时，往往有喜食甜的饮料、水果、

点心及谷食等的强烈欲望，此时就不可以"胃喜为补"为由而放任之，否则贻害无穷。诚如元代医家忽思慧《饮膳正要》载"若贪爽口而忘避忌，则疾病潜生而中"。

总之，"胃喜为补"的意义在于，饮食养生要照顾到不同人群、不同个体的口味喜恶。只有人们喜欢或能接受的食物，营养成分才能被充分吸收。相反，会引起强烈排斥和反感的食物，既不利于营养物质的充分吸收，也会影响到食物的依从性。当下，网络媒体高度发达，"服食何种食物（药物）可以美容养颜、降脂减肥、活血通脉、延年益寿"的信息满天飞，这种不分年龄、性别、禀质、病症的所谓饮食养生言论，着实不可轻信！

36

中药调补，并非人人适合

却病纠偏，药补方法多

所谓药补，是指在中医理论指导下，合理应用具有补益作用的药物，以达到扶助正气、却病纠偏、促进健康的目的。药补的具体方法，有单味药调补，如人参、冬虫夏草、鹿茸、阿胶等；有中成药调补，如玉屏风颗粒、人参健脾丸、六味地黄丸等；有汤药调补，需由中医师辨析体质、明确病证、确定处方；有膏方调补，由药物煎熬而成的呈黏稠糊状的特殊剂型，俗称膏滋药，也需要中医师辨证开方。不同体质的人，药补方法不同。

气虚者以补气为主，可用单味药，如人参、党参、黄芪等；也可用

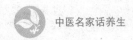

方剂，如四君子汤、补中益气丸等。血虚者以养血为主，可用单味药如当归、熟地黄、阿胶等；也可以方剂，如四物汤、当归补血汤等。气血两虚者当气血双补，可用归脾丸、八珍汤等。阴虚者以滋阴为主，可用单味药如石斛、生地黄、沙参等；也可用方剂，如六味地黄丸、左归丸等。阳虚者以温阳为主，可用单味药，如红参、鹿茸、肉苁蓉等；也可用方剂如附子理中丸、右归丸等。阴阳俱虚者当阴阳并补，可用肾气丸、地黄饮子等。

虚损之体，合理药补

适宜药补的人群大体可分为以下几类。先天不足、禀赋亏虚者，多属素体禀质偏虚，如常见的偏于气虚、阳虚、阴虚等体质。后天失养、脾胃虚弱者，多系长期消化吸收功能低下、营养不良、气血衰少的人群。过度劳累、身心疲惫者，多为体力、精力长期透支，出现神疲乏力、腰酸耳鸣、失眠健忘等症状。年迈之体、形神不支者，普遍出现生理性功能减退，或容易出现以虚损为主的老年性疾病。病后体弱、正虚待复者，人体正气大量消耗，身体多虚弱，药补有助康复。

虚不受补，亦当慎辨。中医临床上虚不受补的案例并不少见，比如，患者确有气血不足、阴阳偏虚的征象，但又见舌苔黏腻、纳呆乏味、胸闷腹胀等湿浊偏盛之象，只能"先攻后补"，先宣化湿浊，疏通气机，待湿去气畅方可施补，否则定有助湿留邪之弊。再如，热病初愈，虽有体虚肢冷之象，但不可轻投温补，诚如清代医家叶天士《外感温热篇》所言：其时炉灰虽熄，慎防死灰复燃。

无虚之人，无须药补

所谓药补"有病治病，无病强身"的说法，实为兜售补药的广告词而已，切切不可轻信。临床上经常见到并无虚损之象而要求服用调补方药的，不乏许多经济条件较好的人，明明体壮如牛，并无虚证，却执意要求服用配有多种名贵补药的膏方。在他们看来，药补总是对身体有好处的。殊不知，是药三分毒，比如，滥用补气药容易壅滞气机，出现胸闷腹胀；多用温阳药容易助热化火，出现烦躁便秘；乱用滋阴药容易伤阳助湿，出现纳呆腹泻。

补益身体远非药补一法

睡眠是天然的补药确保足够的睡眠时间和质量，是极有益于保健的方法，所谓"养生之要，睡眠居先"。而当今主动或被动熬夜以致损害身心健康者，比比皆是。

药补不如食补唐代医家孙思邈《千金要方·食治》指出："安身之本，必资于食；救疾之速，必凭于药。"维持生命，强健身体，必须依赖食物，唯有治疗疾病，救人于命，方须凭借药物。眼下非医疗行为的节制饮食，无道家养生指导的辟谷等，均属自损后天之本、气血之源的行为，断然不可提倡。

娱乐养生，愉悦心情，不亦神补清末朱锡绶所著《幽梦续影·养生之秘》载有"琴医心，花医肝，香医脾，石医肾，泉医肺，剑医胆"之语，是说美妙动人的琴声、娇嫩艳丽的鲜花、扑鼻而来的芳香、千奇百怪的玉石、涓流清澈的泉水、动静相宜的舞剑等，均有助于脏腑功能的正常调节。

修德养生《千金要方·养性序》指出："德行不克，纵服玉液金丹，未能延寿。"不注重修德的人，服用再多的补益汤方、名贵药丹，也无助于延年益寿。古人以此告诫后人，不是单凭药补就能达到长寿目的。"仁爱慈悲之人、宽容沉默之人、大智若愚之人多可长寿"，此言不无道理。

茶饮服。可连冲泡 3~4 次后，药渣一并嚼碎吞服。③含服法：把人参切成

薄片，放入口中含至无参味后，细嚼咽下。

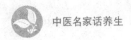

身体虚弱是否都能进补

曲目：调经养颜。

　　某天偶然听到两位老太太在议论冬令进补的事。一位老太太说："女儿女婿看我体质差，给我买了些补药，可我有高血压，不知道可不可以补。听人说补得不好反而会生病的，我要找医生问问看……"另一位老太太说："我肠胃有病，消化不良，经常拉肚子，吃了补药也不吸收，太浪费了，所以我干脆也不要补……"两人你一言我一语谈得热闹，我这个当医生的在边上听得颇为感慨。

　　两位老太太的顾虑，估计是受了中医学里的一个术语——"虚不受补"的影响。按说，身体虚弱的人是应该进补的。可是补药的种类很多，有的滋阴，有的壮阳，有的益气，有的补血，用之恰当确能给人以很大的补益作用。但如不辨其性味有温、热、寒、平之不同，随意应用，确实会产生一些弊端，出现"虚不受补"的情况。让我们来看看以下四个例子。

　　罗某，身体瘦小，自幼体质较差，自感乏力，胃口较小。本想进补，但只要一吃人参，就感到腹胀、胸闷不舒。

　　胡某，因肺炎住院一月余，先高烧后低热，曾用抗生素、静脉补液等治疗。后来渐至康复，自己认为既然是病后身体虚弱，就应该进补了。结果服补药后舌苔更加厚腻，胸闷泛恶，大便不解，更感身体不适。

　　黄某，喜欢饮酒，大便秘结，腹部胀满，动则气急，体质较差，胃口欠佳，舌苔黄燥。由于经常生病，孩子常送来补品。他也不分辨情况，拿来就吃，结果全身难受，心情烦躁。

　　房某，手术后一周胃口尚未好转，同事、亲戚送来很多补药，他一股脑儿地统统吃进。结果大便不解，胃口更差，胸闷泛恶，有说不出的

难受。为啥会出现上述这些"虚不受补"的情况呢？就罗某来讲，他自幼脾胃虚弱，补而不吸收，应先用健脾消导药调理后，方可进补。胡某生肺炎之后，余邪未清（高烧后低热），又湿阻于内（舌苔厚腻、胸闷泛恶），应先化湿和胃，兼去表邪，待湿化胃和，表邪清除，舌苔不再厚腻时才可进补。黄某虽然身体虚弱，但有实热之证（大便秘结、腹部胀满），就是我们平时讲的实证。这时应先泻实，即先通大便，清实热，待大便通畅，食欲恢复后方可进补。房某手术后元气大伤，消化吸收功能自与以往不能比，他却超负荷进补，身体就受不了。所以说，虚者应当补，但应补得恰当，否则就"不能受补"而适得其反。

本文开头的两位老太太，一位患高血压病，一般地说红参之类的补药就不宜，她想先找个医生分析分析，是非常可取的。另一位老太太经常拉肚子，有肠胃病，这应当补，吃补药并非是浪费。她这种情况可以服健脾补胃之品，比如吃一些白参，配合白扁豆、怀山药的食疗，肯定有益于健康。

38

进补需要好"动力"

在民间习俗中，进补已有几千年的传统。"补"是人们在生活和劳动中总结出来的一种养生方法。自古以来，"补"法种类繁多，各具特色。但若是胃肠动力不足或缺乏，不仅会不利于补品的吸收，补而无功，还往往会出现补而不适的后果。

近年来，国内外学者对胃肠动力学的研究有了很大进展，充分认识到

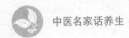

消化吸收需要良好的胃肠道动力。胃动力不足时，食物在胃内的停留时间延长，会出现中上腹饱胀感；小肠动力不足时，可影响营养物质的吸收和利用；大肠动力不足时可能会出现便秘等症状。

对于这些胃肠道有疾，以及胃肠道手术后出现功能性消化不良的患者，又需要进补时，应该注意以下几点。节制饮食，不可过饥过饱，避免食物过冷，不食酒、浓茶、咖啡、辛辣等刺激性食物。在医生指导下选择进补方法，如阳气虚弱者应补益阳气，阴血亏虚者用滋阴养血的方药。食疗的方法简便易行，且效果不错。如用菊花祛风，生姜祛寒，西瓜、绿豆可清暑解热，米仁能利湿，生梨可祛燥，萝卜能消食，甲鱼有滋阴的功效。无论药补还是食补，一旦出现不适，如食欲减退、腹胀、大便不畅或腹泻等症状时，应先暂停服用补品，待恢复后再视具体情况进补。情绪舒畅是保证胃肠动力的重要条件，如因思虑过度、脾胃的运化功能受到影响，并出现食欲不振、腹部闷胀时，应注意调节情绪。选用增加胃肠动力的药物，常用的有吗丁啉，每日 3 次，每次口服 10 毫克。

消化性溃疡食疗方　生姜、红枣、红糖、猪油各 500 克。将红枣去核，生姜洗净晾干，与红糖一起，加猪油共炸至酥后，同研为末，每天 2 次，每次 30 克，用开水送服，连服 12 剂。适用于脾胃虚寒型消化性溃疡。

慢性胃炎食疗方　白胡椒 15 克，猪肚 1 个，将胡椒略打碎，放入洗净的猪肚内，并留少许水分，然后将头尾用线扎紧，放入砂锅内慢火炖至烂熟，调味服食，隔 2~3 天服 1 次，连服 3~5 次。适用于脾胃气虚型慢性胃炎。

便秘食疗方　白萝卜 100 克，蜂蜜适量。先将白萝卜用凉开水洗净，切碎捣烂，置消毒纱布内挤汁，调入蜂蜜服用，每天 1 次。适用于习惯性便秘。

乱进补，补出新麻烦

我国民间有"冬季进补，来年打虎；冬季不补，来年受苦"之说。因为冬季属于"伏藏"的季节，在此季节进补具有增强人体的体质和预防疾病的作用。但如果不分青红皂白地乱补，非但起不到补益的作用，还可能补出麻烦来。常见有以下几种误区。

不分虚实乱进补

中医认为，"虚则补之，实则泻之"。也就是说，只有当人体的体质虚弱时，才需要食用一些滋补品来增强体质，以提高抗病能力。正常体质者，并不需要进补。实证体质者，则需要应用一些具有清泻或通泻作用的食物或中药。一个健康状态正常的人，可以通过精神养生、起居养生、饮食养生和运动养生等方法进行调理，而不需要服用滋补品，乱服补益品很可能引发新的麻烦。

不分体质乱进补

中医学理论将人体分为10种不同的体质，即平和质、气虚质、血虚质、阳虚质、阴虚质、气郁质、瘀血质、痰湿质、湿热质和特禀质。平和质，为健康的正常体质的人；特禀质，指特异性体质的人（即对某种物质过敏者）；气郁质、瘀血质、痰湿质和湿热质，属于实证体质，需要应用清泻或通泻的方法进行调理；气虚质、血虚质、阴虚质和阳虚质，属于虚证

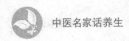

体质，这样的人才需要进行滋补。中医经过几千年的发展和临床实践，形成完不同虚证体质者需要进补不同的补益品，如气虚者补气，血虚者补血，阴虚者补阴，阳虚者补阳，不能乱补。如气虚者服用了补血药，血虚者服用了补气药，还不会产生明显的副作用；而阴虚者服用了补阳药，阳虚者服用了滋阴药，则会"火上浇油"，非但不能滋补，还会出现更严重的症状。

今年35岁的李小姐也是咳嗽、咳痰十余年，被诊断为"支气管扩张"。

青少年乱用补益药

补益中药并不像有些商业宣传的那样，是"纯天然药物，无任何毒副作用""适用于各类人群"的保健品。其实，补益中药主要适用于中老年人群中体质偏于虚弱的；身体强壮的人，特别是青少年没有必要服用补益药。

补益药不适用于儿童及青少年人群。儿童为幼稚之体，正处于生长发育时期，应按照人体的正常规律健康成长。儿童时期如果过多的服用补益药，有如揠苗助长，非但无益反而有害。曾有儿童时期服用过多补益药或含有补益药的保健品而出现性早熟及发育异常的报道。

青壮年正是气血方刚、身体强壮的时期，也没有必要服用补益品。如果有的青壮年人因某些原因出现身体虚弱的情况，可以在医生指导下酌情服用补益药物。

过量服用补益药

服用滋补品还应该注意用量的问题。有的人服用的滋补品本来适合自己的体质，却出现了一些身体不适的症状，特别是有些补益中药既是中药又是食品，如红枣、龙眼肉等。为什么会出现不适的感觉呢？这可能与服用的剂量偏大有关。红枣、龙眼肉虽然是食品，但药性偏于温热，过多的食用会出现"上火"症状。还有，气虚体质者服用人参是正确的，而且还需要较长时间的调理，要求每日服用的剂量为1~3克。但有人却擅自加大人参剂量（每日超过5克），认为药量用得重一些，病可以好得快一些，结果反而出现了血压升高、失眠、烦躁等不良反应。产后身体虚弱者，耗伤气血，适当应用中医膏方，促进机体早日康复。

感冒期间服用补益药

患有感冒、发热、咳嗽等外感病症时，不要服用补益药。中医认为，外感是体外的六淫之邪侵犯人体而引起疾病，治疗原则是驱邪外出，恢复机体的正常状态。如果感冒期间误服人参、黄芪等补益中药，不但可能会引发高热，还会影响外邪的驱除，有"闭门留寇"之弊。

40

换种脑筋来进补

进补为了啥

大家会说，进补当然是为了增进健康。可是，怎样才算健康呢？世界卫生组织有个定义：健康是一种身体上、精神上、社会上完全完美的状态。由于这种"健康"太绝对化，只能作为一种社会学定义，一种对美好理想的追求。近年来，提出的生命活动"稳态"概念，可能更有利于我们对健康的把握。

如果把生命运动中的人体看成是一个在高速运转中的陀螺，那么运转的速度越快，陀螺就越稳定，也就是生命力越强，生命运动就越是处于最

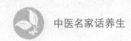

适度的稳定状态。当陀螺的运转速度减慢，其运动已处于不太稳定的状态，陀螺虽未倒下，但在运转过程中常会发生左右晃动的现象，这相当于生命活动减弱，可称为"非适度稳态"。当陀螺运转的速度进一步减慢并趋于停止时，陀螺即将倒下，岌岌可危，这相当于生命运动即将结束的"失稳态"。

进补，不管是食补还是药补，归根结底，应该说是为这种适度稳态中的健康而做的努力。

认识应变能力

以适度稳态运行的生命运动随时都会受到内外环境变化的影响，这些变化有时是非常剧烈的。而在一般情况下，人体仍能保持在健康状态，这是由于人体具有应变能力的缘故。

当我们迁居到高原地区，一开始由于氧分压低，会出现心慌、气急、头晕等一系列不适。通过应变系统的调节，机体内逐步发生红细胞数目增加等适应变化，一段时间以后，上述不适就会逐渐消失。这时如果再搬到另一个氧分压更低的地区，就能耐受，较好地适应了。当气温急骤下降，大多数人安然无恙，也是因为有体内应变系统的保护。

当然，机体的应变能力也不是无限的。可喜的是，人体的应变能力可以通过锻炼来扩大，由此可达到增进健康的目的。可以说，这就是新型进补观念的出发点。

怎样才能提高应变能力呢？自然界最先给了人类启发。人们发现，妊娠有时可缓解孕妇的消化道溃疡，并可减轻子宫内膜异位症。诸如此类的现象提示：也许一种新的变化激发了人的应变能力。

于是，人类尝试了不少通过激发或提高应变能力来强身健体的方法。例如，哮喘患者理应多吸氧气，让哮喘患儿每日进低压氧舱几小时，经过一段时间适应后，哮喘可以显著改善，复发也得到控制。这说明，通过低压氧舱环境的适应，可以激发、提高患儿的应变能力。有人用刮痧疗法人为地使患者颈背部皮下出现瘀血和紫癜，导致体内产生一系列变化，从而明显缓解感冒中暑等患者的症状。我们常采用"足三里"穴化脓灸的办法，刺激、提高肿瘤患者的免疫能力。这些方法人为地激起机体的应变过程，从而达到康复的目的，称为"应变疗法"。

殊途同归说进补

我们在强身健体中，其实早已自然而然地接触了很多应变疗法，打太极拳即是其中之一。研究发现，它可以改善人体应变系统对应变能力的调控。倒步走的机制与太极拳相似，因此它们都是提高应变能力、增进健康的可行之道。还有刮痧、针灸、按摩、冷水浴、慢跑等，都可提高机体"抵抗力"；超短波、红外线、磁场、频谱仪等物理方法的治疗，也是特殊的应变疗法，可防御多种疾病。

现在再来看看传统"补药"。其实，中药防病治病除少数是通过物质补充发挥作用外，绝大多数是通过提高或调整应变能力来达到目的的。给贫血的人服"补血中药"，听起来似乎是对造血物质的补充，然而实验发现：中药治疗并不是补充了铁等微量元素，而是调动了人体的应变能力，刺激造血干细胞的造血功能趋于正常。此外，补肾中药治疗哮喘的作用环节在下丘脑（或更高中枢），通过对应变系统调控能力的调整等，达到治疗和预防哮喘复发的效果。可见，补药的功能其实也是提高了人体的应变能力。

何必挤"独木桥"

当然，适当地增进一些必要的营养物质，尤其是机体缺乏的某种物质，有时也是十分必要的。但是在物质生活水平日益提高的今天，一般人并不

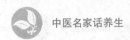

一定缺乏营养，所以实在不必把注意力过多地集中在营养和滋补物质的添加上。我们一定要从"添加、补充"营养物质的"进补"老框框中走出来，认识到，提高应变能力的进补观更适合现代人。

这样看来，进补的办法很多，何必都挤"吃补药"这条"独木桥"呢。太极拳、足浴、慢跑、针灸、频谱理疗等，只要能提高自己的应变能力，都应该迎入"进补"的队伍。如果没有时间熬膏滋药，为什么要懊丧？如果想进补又怕吃药，为什么要勉为其难？如果父母的补品已经成堆，何必非再加一码以表孝心？换种脑筋看待进补，你同样会收获颇丰，而且也许从此找到最合适自己的"补"法。

采用提高应变能力的办法进补时，也需要慎重行事。每个人的应变能力有一定的能量限度，增加或动用了某一种应变能力，可能会削弱另一种应变能力。例如，冬季的晨间慢跑可以使多数老年人不再经常患感冒、支气管炎或肺炎等，心肺功能也可有不同程度的增强。但是若让所有的老年人都去进行冬季晨跑，肯定会有部分老年人出现一些负效应，导致原有疾病加重，甚至诱发肺炎、心绞痛、心肌梗死等。

因此，采用应变疗法进补也要强调严格掌握适应证的重要性，最好能在医生的指导下进行，才能达到事半功倍的效果。

41

冬令服"补药"，你也可以的

冬令进补对于调整机体的阴阳平衡、消除疲劳、恢复健康有诸多好处。但是，一些人对冬令进服补药存在认识误区，以为只有老年人、体弱多病的人才适合进补。其实，下面一些人也是冬令进补的适宜人群。

年轻人

"进补是老年人的事",这是经常听到的一句话,乍一听还很有道理。一般地说,年老体弱,抵抗力下降,容易生病,应该进补。但不能一概而论,临床观察发现,有些年轻人,如白领、企事业单位的业务骨干、私人老板等工作压力大,或时常出差,或经常熬夜,久之体力严重透支,体质下降,常患感冒,或常常失眠,记忆力减退,工作效率低下,身体处于亚健康状态。女性还常出现月经不调,过少或过多,时常头昏等。这些年轻人适当进补,可以调整机体,使身体尽快恢复健康。

肥胖者

有人认为,人已经胖了,再进补,人会更胖。事实上,肥胖的原因很多,有的生活不规律,未能劳逸结合;有的饮食无节制,油腻、高糖,即中医所讲的"膏粱厚味";有的内分泌调节功能失调,月经紊乱、闭经等;有的代谢障碍,有的缺乏锻炼,有的家族遗传等。有些人的肥胖可以通过自身调节、锻炼减肥,但某些病变引发的肥胖就需要进行调理。例如,女性月经紊乱、闭经、不孕等,中医有"肥人多痰湿"的理论,可以通过健脾、益气、补肾、养肝、化痰湿等方法治疗,使脏腑功能得以正常发挥,从而治愈疾病。对于偏胖者,医生通常会在进补药味中,适当加入一些控制发胖及减肥的药,如石菖蒲、青礞石等,并不会出现进补后更胖的情况。

胃口好,梦多的人

人们常说,"是药三分毒",药补不如食补,这话是有一定道理的。正常人吃得下,睡得香,一般能胜任工作,的确不需要进补。但是,有些人

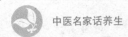
工作繁忙劳累，有的明显超负荷工作，晚上虽能睡得着觉，但梦多得像放电视连续剧。第二天醒来，犹如未睡过觉一样，人很疲乏，头昏沉沉，这属于亚健康的一种，是体力透支的表现。中医有"思虑过度劳伤心脾"的理论，这些人在进服补药时，医生会配用浮小麦、麦冬、柏子仁等药养心安神，可取得较好疗效。

"三高"人群

所谓"三高"是指高血压、高血脂、高血糖，很多人认为这"三高"与吃得太好、吃得太多有关，一旦进补，又会增加很多营养，加重"三高"程度。其实，"三高"的形成有很多原因，除了与家族遗传密不可分外，营养过度是一个因素，不良的生活习惯及不运动也是很重要的因素。进补是依据不同人的具体情况，针对所表现的病证之不同分别处方的，如高血压者加夏枯草、钩藤、罗布麻叶等；高血脂者加山楂、姜黄等；高血糖者加葛根、天花粉、麦冬等。如此，既能调整阴阳、调理机体，又能祛病。

进补后人会发胖吗？

大多数进补的药物里面有很多珍贵的药品。有些人通过进服补药后胃口增加，吃饭更香，觉也睡得好，这表明人的气血旺盛、健康状况好转，有的人可能会长胖。但是，进补不是一年四季都在补，一般是在冬至前后的一段时间，两个月左右。若进补期间适当控制饮食、增加运动，就不会引起肥胖。即使暂时有点发胖，也不用担心，一旦停止进补，正常饮食及适当运动后，体重会降下来，是不会一直胖下去的。

42

以参进补，你该选哪种

人参是驰名中外的滋补品，通常大家所讲的人参是指人参植物的根。人参的种类很多，主要分两大类。一类是天然野生的，称为山参，又称野山人参，价格昂贵；一类为人工培养的，称为园参。我们平时常用的人参基本都是园参。

每个参名有名堂

经过加工后的人参能够存放较长时间。园参的主根因不同的加工方法而有不同的名称：经晒干或烘干后称为生晒参；刮去外皮、用硫黄熏后晒干或烘干者，称为白干参；经沸水焯后再晒干或烘干者，称为大力参；经蒸制干燥的称为红参；经沸水焯后、将参体扎孔浸入糖浆内，以后取出晾干，如此三遍者，称为糖参。野山人参只有生晒山参与糖山参两种。

人参的根芦、侧根、根须等亦可按上述方法加工，因而有红参芦、糖参芦、皮尾参（幼小的人参）、红直须、糖直须、白弯须、糖弯须等不同的名称。也有将体形好的整支人参不去芦与须，经干燥后称为全须生晒参；用水焯，再经糖汁浸后干燥的称为全白参。

除国产的人参外，现在进口的人参也不少。如朝鲜人参（类似我国的白干参）、别直参（朝鲜产的红参）、日本红参、东洋参（日本产的人参，用沸水焯后干燥者）、西洋参（美国、加拿大产）、美国花旗参等。

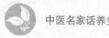

进补人参要分类

人参的种类很多，怎样根据不同体质来选择呢？

阳虚型体质 多表现为身体虚弱，面色苍白，畏寒肢冷，胃纳欠佳，大便溏薄，小便清长，夜尿较多，舌质淡，苔白，舌体胖，脉虚弱。这类人应选购红参，比如吉林省安县产的石柱参，或吉林省抚松县产的边条参等。

阴虚型体质 多表现为身体乏力，自感内热，有时心烦，口干不欲饮，大便干结，小便黄赤，手足心热，午后潮热，夜寐盗汗，两颧发红，舌红绛，脉细数。这类人宜选用西洋参。

体质虚弱型 常见于先天体质不足、大病久病之后。身倦体乏，四肢无力，胃纳欠佳，失眠健忘，心悸自汗，苔薄质淡，脉细弱。这类人应选购白干参、大力参、生晒参、糖参等。

当然这是粗分，人参配伍不同性味的中药还可发挥不同作用，适用人群很广。

选购人参两要点

人参中主要有效成分之一的人参皂苷，其含量是随着人参生长年份的增长而逐渐增加的。前四年含量增加较快，后两年增加缓慢，六年以上增加更为缓慢。

虽然人参生长年龄越长，价钱也越贵，但人参皂苷实际含量并未增加很多。当然参龄过短也不行，因为1~3年生的人参，其根部糖质多而皂苷较少，应用价值不高。所以从经济的角度考虑，一般人以购买生长6~8年的人参较合理。

从应用角度来讲，生晒参应用成分最高；白晒参是刮皮后干燥的，失去了外皮中一定量的人参皂苷；红参是蒸制干燥的，在蒸制过程中也会损失一部分人参皂苷。知道了这些情况，购买时可与价格做统筹考虑。

买来人参怎么藏

如果长期保存不当，人参的上部会发生虫蛀，尤其是生晒参和糖参。生晒参还易受潮、发霉、泛油；糖参易返糖。处理大批人参时，常用硫磺或磷酸铝来熏蒸处理，这需要特殊的器具。一般家庭贮藏，可采用密封或冷藏两种方法。

密封法　将人参用脱脂棉或吸水纸包裹起来，放入铁盒、瓷罐或木箱内，盖口处用蜡封好。也可用一个酒精棉球瓶，瓶盖上扎有小孔，让酒精能挥发；将瓶子放在人参的下面，不要直接接触人参，也有很好的防霉效果。另外，也可将人参放在茶叶内保存，或在容器内放入稻糠，一层稻糠，一层人参。容器内放生石灰或无水氯化钙也可，但不要直接接触人参。

冷藏法　将人参严密包紧后放入冰箱内，以5℃为宜。

43

进补"常客"枸杞子

枸杞子的保健作用

枸杞子为茄科植物宁夏枸杞的干燥成熟果实。性味甘平，归肝肾经。功效为滋补肝肾，益精明目，可用于虚劳精亏、腰膝酸痛、眩晕耳鸣、内热消渴、血虚萎黄、目昏不明的保健和治疗。

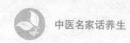

枸杞子中主要的活性成分是枸杞多糖（LBP），具有免疫调节、抗氧化、调节血脂和血糖等作用。其他营养成分包括 8 种必需氨基酸、20 余种微量元素，丰富的 β 胡萝卜素、维生素 C，以及在一般食物中十分罕见的锗元素。其中，β 胡萝卜素是对视网膜有益的营养物质，白内障、近视及视疲劳患者可以经常食用。

如何选枸杞子

察外观　目前市场上的枸杞子大多是栽培品，很少有野生的，野生枸杞子品相差，不仅个头小而且大多有虫眼。就产地而言，宁夏枸杞子和内蒙古枸杞子都呈长圆形，而新疆枸杞子呈圆形；宁夏枸杞子泡水后会上浮，内蒙古枸杞子则会下沉，较容易区分。这几种枸杞子都以粒大饱满为上品。质量较好的枸杞子呈暗红色，颜色均匀，大小统一，没有黑头、潮湿霉变等情况。质量差的枸杞子红得并不均匀，多有黑头。染过色或熏过硫磺的枸杞子多为鲜红色，与正宗枸杞子的暗红色相比，外观更诱人。因此，选购枸杞子时，千万不要贪"色"。此外，经过染色的枸杞子摸起来会有一种黏腻感，用手指使劲揉搓一下会使它"原形毕露"：揉搓后从枸杞子的果脐处（果实与果柄的分离处）来看，正常枸杞子果脐呈白色，熏过硫磺的枸杞子果脐呈黄色，而经过染色的枸杞子果脐呈红色。

闻气味　抓一把枸杞子，用手捂一会，放至鼻前闻，应没有辛辣刺鼻味道。如果气味较刺鼻，有可能是用硫磺熏过的，也可以取一粒枸杞子尝一下，如果味道甘甜，没有发苦，就是较好的枸杞子。

吃枸杞子的学问

枸杞子四季皆宜，春季可以单独服用，也可与味甘微温之品同服，如黄芪等，以助人阳气生发。夏季，一壶甘凉的茶水可消除暑热。枸杞子味甘，如果配伍菊花、金银花等，饮用后感觉沁人心脾，尤其是与菊花配伍，有滋阴明目、清肝降火之效。秋季空气干燥，许多人出现口干唇裂、皮肤起屑症状。此时食用枸杞子，配伍雪梨、川贝、百合、玉竹等，有助于养阴润燥，也可以配伍山楂等酸性食品，以达"酸甘化阴"之效。冬季气候寒冷，枸杞子平补阳气，适宜每日服用，也可与羊肉、肉苁蓉、巴戟天、金匮肾气丸等同用，有助于顾护人体阳气，抵抗严寒。

枸杞子的食用方法很多，常见的有嚼服、泡水（酒）、煮粥、煲汤等。其中，直接嚼服最利于营养成分吸收，但用量不可过多，健康成年人每天20克左右较为合适，以免滋补过度。如果用枸杞子泡茶或煲汤，最好将枸杞子一并吃完，不要弃去。体质虚弱、易感冒、抵抗力差的人最适合以枸杞子补身，但一定要长期坚持，每日吃一点，才能见成效。枸杞子偏温热，正在感冒发热、有炎症，或脾虚腹泻之人不宜食用。此外，枸杞子含糖量较高，每100克含糖19.3克，糖尿病患者应慎用。

——— 神秘的黑枸杞子

在枸杞子的品种中，有一种黑枸杞子，多生长在海拔2 800~3 000米的沙漠中，生命力极强。因其生长环境海拔较高、气候干旱、人迹罕至，故以野生居多。黑枸杞子在外观、口感、保健功效、食用方法等方面，与常见的红枸杞子有一定区别。

外观与口感 黑枸杞子颗粒较小（一般较大者为黄豆大小），外观呈椭圆形或纺锤形，表面呈黑红色，具不规则皱纹，略有光泽，带有一个小的果柄。黑枸杞子含糖量很低，直接嚼食只有一点点甜味，因此糖尿病患者也可放心食用。

保健功效 黑枸杞子含有丰富的黑果色素——天然原花青素（红枸杞子不含）。原花青素是一种天然抗氧化剂，其清除人体内自由基的功效是

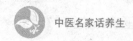
维生素 C 的 20 倍，维生素 E 的 50 倍，有改善血液循环、保护视力、滋润皮肤等功能。此外，黑枸杞子中含有 17 种氨基酸和 13 种微量元素，其维生素、脂肪、钙、镁、铜、锌、铁的含量高于红枸杞子。因此，人们往往认为黑枸杞子具有更高的营养价值，事实上，除了在保护皮肤、延缓衰老等方面，黑枸杞子有明显优势之外，两者的功效基本相似。我们还是应该根据自身需要来选择，切忌贵的就是最好的。

食用方法 黑枸杞子中的原花青素和部分营养物质在高温环境中易受到破坏，因此不能用于熬汤或煮粥，可以直接嚼服。泡茶时要用 60℃ 以下的温水，或者冷水冲泡。其在不同酸碱度的水中，会有轻微色差，在酸性水中呈紫色，碱性水中偏蓝色。由于黑枸杞子的滋补作用较强，成人每日食用量不宜超过 5 克。

44

肝脏有病，能否食补

中医历来认为，急性肝炎或慢性肝炎急性发作期多有湿热，过分增加营养或服用补药不但于病无益，反会助长邪毒留恋，不利于病情康复。我们在临诊时经常遇到肝功能异常（胆红素、转氨酶增高）的患者，急于增加营养而食用甲鱼、黑鱼、黄鳝之类的饮食，结果虽然同时服药治疗，但转氨酶却持续不降；调整饮食后，肝功能始逐步恢复正常。

根据我们的经验，下列情况一般可以进补：①肝病稳定期，转氨酶正常，慢性指标（麝香草酚浊度、硫酸锌浊度试验）偏高或白蛋白偏低。②患者的食欲、大便和小便基本正常。③出现虚证表现，如乏力、神疲、腰酸膝软、头昏目眩等。④舌苔无白腻或黄腻，舌质偏淡或偏红。⑤无其他限制营养的疾患，如脂肪肝、糖尿病、肥胖症等。脂肪肝患者宜经常食用河鱼、瘦肉、蛋类，除鸡之外的家禽（去皮最好），以及豆制品、香菇、木耳、蘑菇等食品。真菌类食品中含有各种多糖成分，对肝细胞有保护作用。肝硬化或慢性肝炎患者宜食甲鱼，因其除含有丰富的蛋白质之外，还有软坚、散结、滋阴退热的功效，对改善肝功能和脾肿大有一定好处。但每次不能进食太多，以免影响脾胃消化功能。鸡、海鲜、羊肉以及油腻和刺激性食品不宜食用。

必须注意，食补后如果出现腹胀、纳呆、胸脘痞闷的感觉，应停止服食。在增加营养和服用补品的同时，仍应根据病情需要服用医生处方的中西药物，并定期随访肝功能。

45

食疗不简单

大家对食疗存在很多误解，或认为它"很简单，用起来不费神"，或认为"它的效果立竿见影"，或认为它"性质平和，人人都能分享"。这些误解不澄清，不仅无法使食疗达到防病治病的目的，还可能让大家过分依赖食疗，泥足深陷……

以中医理论为基础，方为中医食疗

以中医的理论和思维为基础，才是真正的中医食疗，中医食疗的体系不单是对某种有一定治疗效果食物的关注，从摄食行为、膳食结构、饮食偏好等的综合的保健干预体系才是中医食疗的精粹所在。食疗包含

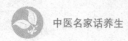

药膳，但一味食物、一道药膳不能完全代表食疗；食疗也不仅以治疗疾病为目的，更体现"未病先防，既病防变，病后防复"的中医"治未病"理念。

那么，食疗方中一定含中药材吗？食疗是方法，它的应用是以食物为中心，而不是以"药"为中心。中医素来强调药食同源、药食两用，在"药""食"的认识上，中医的角度是相同的。同为自然的馈赠，只是偏性和效果上的不同罢了。但是从应用的原则上来说，《中华人民共和国药典》中还是对其进行了区分。

━━━━━ 一颗绿豆的故事：一个食疗方，不养百种人

曾经，"绿豆治百病"闹得满城风雨，一夜之间绿豆成为"神药"。绿豆作为一种食材，中医认为其清热、消暑、利水、解毒，可治疗暑热烦渴、疮毒痈肿等病症，还可以解毒，同时作为豆类也是现代营养中推荐的食物，如果食疗合理，确实可以起到防病治病、养生保健的作用。但这不是绝对的，如常有四肢冰凉乏力、腰腿冷痛、腹泻便稀等虚寒体质者，食用绿豆反而会加重症状，甚至引发腹泻（严重者脱水），从而因气血停滞引起关节肌肉酸痛，因胃寒及脾胃虚弱引起慢性胃炎等消化系统疾病。所以，一个人常服绿豆可起到保健效果，但绝不等于放之四海而皆准。

这样的"百搭食疗方"观念，毋庸置疑是错误和片面的。中医强调三因制宜，即因人制宜、因时制宜、因地制宜。食疗方的选择也需要根据个人的体质、病情的发展、环境气候的变化，甚至饮食的偏好进行选择，盲目机械地认为"一种食疗方适合百种人"是错误的，也不是真正的中医食疗。

"久服"常在眼前，"立效"却不多见

"只要采用食疗方法，就能立刻见效或有特效"也是错误的认识，是有些人过分夸大食疗效果时常用的说法。

一种食材、一道药膳，在人体内发挥作用，必须通过生理系统的整体调节、饮食营养的消化吸收，这样长时间的作用蓄积才能形成影响。翻开古代医家讲述预防保健食材的著作，大多都有"久服""常用"的字眼，而很少见到"立效"的描述。《神农本草经》言花椒"去寒痹，坚齿发，明目。久服，轻身好颜色，耐老增年通神"就是一个很好的例子。

食疗绝不是传说中的仙丹妙药，可以立刻见效。而且即便是仙丹妙药，也不是所有人吃了都能"羽化成仙"。现在所谓的食疗补品、高档药膳，大多只起到安慰剂的作用，要想其发挥作用，不是看价格、宣传，而要看适不适合你的身体，并须长期服用。

适合在前，原则在后

对于想要食疗的人，首先应考虑你是不是适合食疗，其次考虑食疗的原则。

食疗的应用优势在于对某些饮食因素为主导的慢性疾病的预防保健，以及对某些需要营养支持的危重病症康复期的对症干预，而且应遵循整体为用、辨证施食、三因制宜的原则。整体为用的原则就是食疗归根结底是通过饮食调节人体自身的脏腑功能活动，通过长期的饮食调整来提高机体自身抗病康复的能力，以达到去除疾病的目的，它不关注某个具体的脏器，比如现代医学上所说的心脏、肝脏等，而关注融合现代医学整个生理功能为一体的脏腑系统的功能作用。同时，食疗也应综合考虑多个影响因素，根据具体的病症具体地应用，做到辨证施食，既考虑食物的性能和效用，

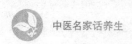

又考虑不同病症表现下的食物选择。

饮食养生不单指食疗，养生也不单靠饮食

养生的方法很多，饮食尤为关键，食疗更多地关注饮食因素对于疾病发生发展变化造成的影响。而要谈到饮食养生，就不单纯是食疗了。饮食养生还包括饮食的均衡、健康的饮食生活方式、远离不良的饮食嗜好、运动和饮食的平衡问题。所以，用食疗的方法饮食可以起到预防保健的作用，但饮食养生绝不单单如此。

养生追求的目标是生命数量和生命质量的统一，也就是既要活得长，也要活得好，所以即便不按食疗的方法养生，只要你能找到适合自己的方法，也可以达到养生的目的。

46

五色养五脏

相传慈禧太后喜食肥甘厚腻，分次因消化不良，脘腹胀满，不思饮食。御厨心急如焚，与太医商量后，制作了一种特别的糕点给太后食用，几天后，太后病症消失殆尽，食量大增，周身有力。

这个神奇的糕点是什么呢？据史料记载，此糕含有茯苓、芡实、莲子、薏苡仁、山药、扁豆、麦芽、藕粉共八味药食两用之品，研细成粉，加白糖七两，经水调和蒸制而成，取名"八珍糕"。其制作考究，山药须用无边铁锅文火炒至淡黄色，莲肉须去心晒干文火炒至深红色……使八珍糕呈现淡黄色与深红色夹杂，色泽美妙。

八珍糕其实蕴含了中医"五色养五脏"的食疗理论。五色即青、赤、黄、白、黑五种颜色，根据五行学说，分别对应肝、心、脾、肺、肾五脏。

青养肝

肝为青色，与春天相应。平时尤其在春天，适当食用一些青绿色食品有助于养肝护肝，还能防治一些肝胆和心血管疾病。

青绿色的食品有青笋、青菜、青豆、菠菜等。中医认为，肝以疏泄为主，调节人体气血和饮食消化吸收。青绿色食品可疏肝柔肝，调节肝的疏泄功能。现代医学认为肝脏是人体最大的解毒、排毒器官。青绿色食物大多富含纤维素、叶绿素、叶酸、维生素 C 等，不但能抗衰老、软化血管、预防心血管疾病，还能调节消化功能。

菠菜猪肝汤　将猪肝切片，加入适量生粉、食盐、料酒等搅匀，入油锅翻炒至八分熟，再加入菠菜同炒，加水和调味品即可。可美容排毒、润肠通便、延缓衰老。

赤养心

心为赤色，与夏天相应。适当食用红色食品有助于防治心血管疾病和精神疾病。

红色食品主要指红色的蔬果，如番茄、红苹果、桃子、胡萝卜、西瓜、山楂、红枣、草莓等。中医认为，心主血脉，调控人体血液循环和精神情志活动，红色食品具有养心安神、活血化瘀的作用。现代研究表明一些红色食物富含番茄红素、丹宁酸、胡萝卜素等，能提供丰富的维生素及微量元素，具有抗氧化、增强心血管活力的作用。

红糖枣茶　将红枣加水煮烂，放入红糖，兑入少许红茶后频频服用。常喝此茶有助于补益气血、健脾和胃，尤其适合中老年人。

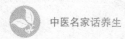

黄养脾

脾为黄色，与长夏相应。平素食用黄色食品，有助于增强脾的运化功能，促进营养消化吸收。尤其是在梅雨季节和每个季节的后18天中，可适当多食。

黄色食品有黄米、黄豆、小米、玉米、豆制品（如豆腐、腐竹、香干、油豆皮等）、部分水产品（如蟹黄、海米、黄肉海参、海蜇等）。脾为后天之本，气血生化之源，脾气健运能保证机体对营养的需求。黄色食物富含蛋白质及微量元素，其中玉米被公认为"黄金作物"，可降低胆固醇吸收，预防冠心病。

花生小米粥　取小米40克，花生10克，红豆30克，桂花糖、冰糖适量，煮至米烂酥软。能清热解渴、健胃除湿、和胃安眠，体质内热及脾胃虚弱者尤其适用。

白养肺

肺为白色，与秋天相应。食用白色食品有助于养肺，有些还能治疗咳喘、皮肤干燥等疾病（如山药），若在气候干燥的秋季食用白色食品，效果更好。

白色食品主要指谷类（大米、面粉、燕麦片等）、银耳、牛奶、鸡肉、鱼肉以及一些白色蔬菜（山药、茭白、竹笋、冬瓜、白萝卜等）。中医认为，肺主要调节呼吸功能，且与皮肤润泽密切相关。营养学研究表明，白色食物的脂肪含量很低，适合高脂血症、脂肪肝等患者，符合科学饮食。

银耳羹　取银耳5克，加水煮沸后，文火熬1小时，加入冰糖约50克，直至银耳炖烂。可润肺生津，适用于秋季口干舌燥、干咳或皮肤干燥者。

黑养肾

肾为黑色，与冬天相应。黑色食品具有补益肾精、润肠通便的作用，长期适量服用可延缓衰老，抗疲劳。

黑色食品有黑桑葚、黑芝麻、黑米、黑豆、熟地黄等。中医认为，肾为人体先天之本，与生长衰老关系密切，而黑色食品可补益肾精，有助于延缓衰老。现代研究表明一些黑色食品可增强人免疫力，能明显降低动脉硬化、冠心病、中风等发病率。

三物散　取黑枣50克，黑豆60克，桑椹30克，冰糖少许，煎汤送服。可益肾补血、润肠通便，尤适用于中老年人群、习惯性便秘者。

47

春季饮食颐养

春季营养特点

由醇厚滋补向清新爽口转变　经过冬季醇厚滋补，人们对于高脂肪、高蛋白质的食物已经没有食欲，说明人体对这一类营养的需求已随着气温的升高而减弱，而新鲜的绿色蔬菜可以帮助清理胃肠中的积腻，让你胃口大开。因此，清新爽口的蔬菜原料成了人们在春季的首选。其他一些脂肪含量较低的动物原料也会受到人们的喜爱。

注意营养素的合理搭配　人们对高脂肪的食物没有食欲并不表示人体就不需要脂肪，适量的脂肪，尤其是富含不饱和脂肪酸的优质脂肪是人体新陈代谢所必需的。蔬菜固然很爽口，但其中纤维及草酸的含量较高，过

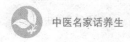

多食用也会影响其他营养素的摄入，摄入过多的纤维还会引起腹泻。

饮食调节，"少酸增甘"

春季饮食要注意少食"酸"性食物，多吃"甘"性食物。正如孙思邈《千金方》载，春季饮食宜"省酸增甘，以养脾气"。这里的"酸"和"甘"并不是单纯地少吃酸味食物，多吃甘甜味食物，而是从中医五行角度出发，凡是属收敛、固涩作用的食物皆归为酸味，如乌梅、山楂、山萸肉、石榴等；具备补益、健脾、和缓作用的食物归为甘味，如山药、扁豆、核桃、桂圆、蜂蜜等。

中医认为，脾胃是后天之本、人体气血化生之源，脾胃之气健壮，人可延年益寿。春天是肝旺之时，多食酸性食物会使肝火偏亢，损伤脾胃，从而导致头晕、头痛、食欲不振等一系列症状。春季养肝，应遵循"少酸增甘"的原则，抑制肝气过于亢盛，培补脾气的亏虚。同时，可搭配一些时令蔬果和富含维生素 B 的食物，如草莓、小麦胚芽等。草莓营养价值高，可以润肺、健脾、补血、益气，对老人、孩子和体虚者而言是滋补佳品，春季吃草莓还能明目养肝。小麦胚芽不仅是营养价值很高的食物，也是能防病治病的药物。小麦性凉、味甘，有养心益肾、和血润燥、健脾厚肠、除烦止渴的功效。小麦胚芽含有丰富的天然维生素 E，有抗氧化的效果，可改善肝脏功能。

微温助阳

春夏宜养阳，我们可以通过饮食帮助人体阳气宣发。日常饮食方面，可以多吃微温微辛的食物，如韭菜、小葱等。韭菜春季最为鲜嫩可口，不仅富含维生素 A、维生素 B、维生素 C 和钙、钾等营养成分，且有调味和杀菌作用。韭菜俗名"壮阳草"，有温中散寒的作用，春日食韭菜可促进阳气升发。小葱拌豆腐是一道妇孺皆知的传统小菜，小葱可以助阳，与滋阴润燥的豆腐同食，一阴一阳，"一清二白"，非常符合中医方剂配伍原理及传统文化精髓。值得注意的是，微温微辛与温热辛辣有很大区别，春夏饮食不可过于温热，以免助火伤阴。平日也可多吃各种芽类蔬菜，如绿豆芽、黄豆芽、香椿芽等。香椿具有消风解毒、健胃理气之功，常与豆腐、鸡蛋同食。需要提醒的是，香椿、韭菜、小葱也被称为"小发"之物，有宿疾者勿多食。

48

夏季宜清补

冬季人们的食欲旺盛，吸收好，消耗相对少，加上滋补品不易变质，"冬令进补"成为我国特有的一道风景。只有冬季才宜于进补吗？这种认识并不全面。能否进补要因人而异，若表现有乏力、面色苍白或萎黄、盗汗、夜寐不安等虚证表现，但无发热、口臭、舌苔厚腻等实证表现，任何季节都可进补。不过，夏季进补与冬季有所不同，不能生搬硬套冬季的进补模式。

要清补不要滋补

在炎热的夏季，若用滋腻温热的补益中药，反而会"火上加油"，适得其反。最好选择偏于益气养阴生津的补品，如黄芪、太子参、枸杞子、北沙参、麦冬、石斛、西洋参等。常用的方剂有生脉散，由人参3克，麦冬10克，五味子3克组成，煎汤每日服一剂，适合易感冒、盗汗、口渴、

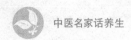

舌质红者应用。另一方剂为玉屏风散，由黄芪 12 克，白术 6 克，防风 3 克组成。该方有约八百年的历史。煎汤每日一剂，对平时易感冒、多汗、乏力、食欲不佳者有较好疗效。

许多人在夏季喜吃冷饮，易发生腹痛、厌食、大便不调等胃肠炎症状，因此在调补药中宜加些健脾和胃的中药，可以起到"事半功倍"的效果，常用的有炒薏苡仁、扁豆、山药、炒莱菔子、白术、陈皮等。

在进补时还应注意初夏黄梅季节或感冒后常有食欲减退、口臭、舌苔厚腻等"湿重"表现，此时需要的是"祛湿"，即清理胃肠道，常用藿香、厚朴、薏苡仁、陈皮、黄连、苍术等中药。也可用藿香 10 克，陈皮 3 克，佩兰 10 克煎汤，每日一剂，待湿除后才宜进补。

夏季进补不宜采用膏剂

膏剂在环境温度较高时容易变质，即使放在冰箱中也未必安全。而夏季人们食欲较差，服用膏剂会影响食欲。夏季进补还是采用汤剂较好。此外，食补的方法比药补更好。夏初时可用大麦和粳米煮成粥食用，有养胃、清热、解暑的功用。用西洋参 5 克煎汤，放入粳米及薏苡仁各 50 克，煮粥食用，有补气、养胃、利湿的功效。绿豆 30 克，百合 100 克，煎汤食用，有养阴、祛暑、清热的功效。西瓜皮 30 克，冬瓜皮 30 克，芦根 30 克，煎汤饮用，有止渴、清热、利尿功效。鸭子 1 只，枸杞子 30 克，煮后食肉喝汤，也有清补、养益肝肾的作用。

夏季进补的同时，要注意少食辛辣食物及冷饮，一些含有高糖的饮料也在禁忌之列。多饮水及多吃水果、蔬菜，还要有充足的睡眠，才能使进补发挥最佳的效用。

49

长夏食养，健脾防暑湿

　　长夏，指夏末初秋的一段时间，即每年夏季最后一个月和秋季第一个月。中医认为，长夏以脾当令，此时暑湿之邪聚而为患。表现为或不思饮食，或体倦乏力，或食滞不化，或为泄泻，或为水肿，尤以脾胃肠道疾病多见。人体欲抵制暑湿之邪，就必须先行健脾，使其运化功能正常，而后顺应长夏特点加以食养。

常吃利水食物

　　长夏之时，外湿与内湿互结困脾，宜常吃健脾利水食物。鲫鱼、鲤鱼、泥鳅、薏苡仁、扁豆、赤小豆、冬瓜等，均有健脾利水之效。

　　鲫鱼冬瓜汤　取冬瓜250克，去皮及瓤子，洗净切块；鲫鱼1条，刮鳞去内脏，洗净放热油锅内煸后，加水、冬瓜块及调料，煮至鱼熟瓜烂佐餐。鲫鱼可健脾利湿，消肿利水。冬瓜能清胃热，去湿解暑，利尿、消水肿。两者合煮为汤，可治脾虚水肿、胃弱食少、呕吐、腹泻等证。

多吃苦味食物

　　长夏天热与地火交蒸为暑，宜多吃苦味食物。苦瓜、苦菜、百合、芦笋、芦荟等，均性味苦或微苦，能清泄暑热，健脾利胃，增进食欲。

　　苦瓜炒百合　取百合200克，剥瓣洗净；苦瓜250克，去瓤、子，洗净切片。同放热油锅内加调料，炒熟佐餐。苦瓜、百合均性属寒凉，前者

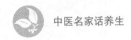

味苦，后者微苦。合炒为菜，开胃健脾，能除暑邪，解疲乏，养阴清热，宁心安神。适用于中暑下痢，热病后余热未清。

增吃酸味食物

长夏汗多最易丢失津液，宜增吃酸味食物，养阴生津，如番茄、柠檬、乌梅、杨梅、葡萄、山楂、猕猴桃等。其中酸味食物既能敛汗止泻，预防流汗过多而耗气伤阴，又可生津解渴，有健脾益胃消食之效。若在菜肴中加点醋，醋酸还可杀菌消毒。

山楂粳米粥 取山楂 30 克，洗净切碎。粳米 100 克，淘净放锅内加水煮至七成熟，投入山楂，续煮至粥稠食用。山楂、粳米均入脾、胃二经，山楂为酸甘之品，功能消食化积，抑菌除虫。粳米专主脾胃，补中益气，除烦解渴。此粥微酸适口，健脾益胃，养阴生津。适于脾胃虚弱，食滞不化，不思饮食，脘腹胀满，腹痛泄泻，肠炎腹泻等证。

忌吃伤脾食物

以脾虚泄泻为主者，忌吃油腻肥甘厚味及坚硬难化之品，如肥肉、鸭肉、螃蟹及核桃、松子、香榧子等。以脾虚呕吐为主者，除不宜吃油腻厚味难消化之物外，忌吃刺激性食物，如辣椒、韭菜、酒类等。以脾虚水肿为主者，除不吃油腻厚味，忌吃生冷冰冻之物外，如生黄瓜、生荸荠、生萝卜等寒凉食物也应少食。

50

秋季进补要识"时务"

炎夏初过，金秋继来，不少人以为暑夏已去，凉秋当爽。殊不知，继夏有时还会出现令人生畏的"秋老虎"，其热燥可不逊于酷夏。若在此夏秋之交不识时务，每易沾上秋燥病痛。

掌握进补时机

一般人多认为，酷暑不宜补，秋来正是补身天。殊不知在"秋老虎"之时进补常有害无益，其祸根就在于秋燥。诚然，适时的秋补可以养生，但若在气候尚燥热的秋天里进行，则常有碍养生与健康。因此，秋季进补只宜在秋凉时节。

进食讲究"循序渐进"

经过了一个酷暑的煎熬，人们往往期待着在转凉的秋日好好犒劳自己。且慢！这时切不可随意进食大量猪、牛、羊、鸡或其他难以消化的补品，因为这样势必突然增加脾胃负担而使肠胃功能失调。何况猛然食入太多的营养物质，不易被吸收利用，甚至还会引发疾病。

秋天还是大量瓜果成熟上市的季节，老年人对瓜果也应有所选择和适量品尝，以防"秋瓜坏肚"。比如葡萄，虽可预防疲劳，有益气补血、健胃利尿等效用，但过食则因其性温而致燥；又如香蕉，虽有止咳润肠及降压作用，但因其性偏寒凉而易损脾胃；其他如苹果、菠萝、梨、柿等也都

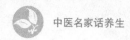

不宜过量食用。谚语云："天时虽热，不可贪凉；瓜果味美，不可多食。"这确是保健养生之谈。

药食多柔润

人们宜选用既容易消化吸收、又含滋补营养的药食，如芝麻、蜂蜜、乳制品、糯米、蔬菜等。建议中老年人在此间多吃柔润的粥食，如百合莲子粥、银耳冰糖粥、黑芝麻粥和生地黄粥等。

有的中老年人患疰夏，即经夏入秋时，有胸闷、纳差、四肢无力、精神萎靡、大便稀薄、低热、嗜睡、汗多、人渐消瘦等表现，在秋季宜服用健脾益气的人参莲肉汤。具体方法为：白晒参 10 克切成薄片，白莲 20 克，鲜瘦肉片 30 克，加适量水，隔水蒸熟，早、晚服用至好转为止。

此外，老年人多有脾胃虚弱，须忌生冷、硬黏的食物，而以温热、熟软为要，以防"秋泄"。在夏季因多食生冷瓜果导致肠胃虚寒者，可在秋令服适量干姜、肉桂等药以"暖里腹"。

积极防秋燥

秋天易燥，初秋多温燥，深秋多凉燥。肺主秋令，燥最易伤肺，因此燥咳的人会多起来，防治时除找医师选药以治肺燥外，还可酌用食疗方，平时还应多喝水。温燥咳嗽者主要表现为鼻燥、咽干、少痰、头痛、口渴、发热、少汗或咳吐血丝痰等，可取大梨 1 个，川贝粉 3 克，冰糖 9 克。先将梨去核，将川贝粉和冰糖纳入梨中、扎好，隔水蒸熟。每日 2 次，每次半个梨，连服 2~3 天。凉燥咳嗽多为深秋时节气候渐冷时感受寒邪而致，表现为咳稀痰、咽干唇燥、鼻塞不通、无汗、畏冷、头痛或低热等，可选用生梨 1 个（去核），加冰糖 9 克，在梨心填入净麻黄（长约 3 厘米）8 根，隔水蒸熟，日服药梨半只，连续 3 天。

51

冬令进补五"名角"

北风吹，鼓点密，冬令进补"大戏"开锣时。今天请出几位"名角"，有的身价不凡，有的平易近人，总之是老百姓心目中的"角儿"。

名角一：人参

曲目：抗高血压、心脏病。

赏析：患有心血管疾病的中老年人，冬季喜欢服用人参进补。传统中医认为，人参能大补元气，能增强心肌的收缩力，减低心肌的耗氧量；最新的研究发现，人参能防止中老年人心脏内分泌功能的衰退，促进其心钠素的活化，有利于体内水、钠的排出，证明人参的确是防治心血管疾病的良药。

但是，即使作为心血管疾病的预防性或康复性进补，人参也应在医生指导下，合理、适时、适量地服用。一般在家里用人参进补要格外小心，应以小剂量、短疗程为原则。最好在用前请中医师把一把脉，咨询一下更放心。人参每日用量3~5克即可。1个疗程5~7天为宜，如有必要可停药7天后再服1个疗程。在感冒、发热、咽喉肿痛、内热亢盛、心烦失眠、大便秘结及血压太高或血压不稳定时应忌服人参。

用法举隅　人参的常见吃法不外以下几种。①煎服法：把人参切成薄片，放入砂罐内加凉开水200毫升浸泡1~2小时，大火煎开，转文火煎煮30分钟左右，取汁饮服。可连煎2~3次，最后的药渣可嚼碎吞服。②泡茶法：把人参切成薄片，放入水杯中加入沸水冲泡，加盖焖20分钟，代

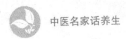

茶饮服。可连冲泡 3~4 次后，药渣一并嚼碎吞服。③含服法：把人参切成薄片，放入口中含至无参味后，细嚼吞服。

名角二：当归生姜羊肉汤

曲目：调经养颜。

赏析：此方"芳名远扬"，是出自东汉医学家《金匮要略》中的一个食补名方，能温中补虚、气血双补、调经养颜，近来成为很多月经不调、面色不华女性的冬令爱物。不过这汤怎么做才吃得舒服，可大有讲究。有的人吃了后会有感觉胃部不舒，其原因可能有二：一是制作方法不当，羊肉的膻味太重；二是不适应汤中当归的药味。

解决的办法是：羊肉要首先汆水，汆水时加几块白萝，便更能除膻；其次，要将汆水后的羊肉加生姜，在铁锅内煸炒几下，并烹入适量的黄酒，再移入砂锅内熬汤。如果是对当归与羊肉的味道混在一起不适应，可以将羊肉汤汁滤出来，单独与当归熬做补汤饮服，羊肉另加调味后作佐餐菜肴。这样药、肉分开，胃会好受些。

虽然经过上述处理，少数人吃当归生姜羊肉汤总还有消化道不适症状。这就是所谓的"虚不受补"。这些人应该在进补之前，先让中医师开几剂调理脾胃的汤药，作为"名角"上场前的开台锣鼓。

特别关照　由于当归有润肠通便的功用，一般吃当归生姜羊肉汤后便秘也能得到改善。如果想加强通便的功效，可以增加膳食纤维，多吃蔬菜水果，或在吃羊肉时再加红、白萝卜一起炖食，荤素搭配。

名角三：黑豆

曲目：解毒补肾。

赏析：别看黑豆其貌不扬，其名不雅，近年来却有"蹿红"趋势。黑豆的确是食疗中的一种佳品，在杂粮铺、超市都有卖，与中药中的"黑料豆"是同一码子事。传统中医认为，黑豆有解毒补肾，利水活血，乌须黑发等功效。近年有研究表明，黑豆有降低血压、血脂的功能；对糖尿病、肾病患者，还有减少尿蛋白、升高血中白蛋白和调节免疫的作用。所以，高血压、糖尿病、肾病等慢性病患者，不妨在医师的指导下以黑豆为主料，进行粥养食品的进补。

黑豆红枣龙眼粥 取黑豆 30 克，龙眼肉、红枣各 15 克，粳米 50 克。先将黑豆泡一夜，否则不易煮烂。待煮豆至成八成熟时，再下粳米和其他原料。此方能补肾养阴、养血安神，为气血亏损、中老年身体虚弱和病后初愈者的调养滋补粥品。

名角四：阿胶

曲目：滋阴补血。

赏析：阿胶性味甘平，药性滋腻，且为血肉有情之品，补益力佳，入血而兼具补血止血之效，尤其受到经闭经少、崩漏经多、贫血失血人士的追捧。一般人是炖黄酒服，但是一来制作上比较麻烦、也难贮存，二来吃起来腥气仍很重，三来黑乎乎黏叽叽的"扮相"不好，叫人看了又爱又怕。近来市场上有卖阿胶蜜枣的成品，口感好，外观漂亮，还便于贮存，随吃随取很方便。其实，阿胶蜜枣的制作方法并不复杂，大家也可在家尝试。

阿胶蜜枣 取阿胶 5 克，打碎成小颗粒，放入大瓷碗内。加水 50 毫升，黄酒 30 毫升，放入蒸锅内隔水蒸至阿胶全部熔化。再加入红糖 20 克，捣拌至糖完全溶解后，滴入几滴白酒，即可出锅待用。精选金丝小枣约 500克，洗净滤干，置于一个微波炉专用瓷碗中，用微波炉中火加热 2 分钟取出，上下翻动均匀，再加热一分钟。将枣取出，趁热倒入盛有刚配制好的阿胶浆的大瓷碗内，捣拌均匀，使枣的表面都充分裹上一层阿胶浆。然后，

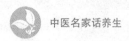

再放入干净的扁盘中摊平晾干，甜美、油亮的阿胶蜜枣就做成了。成品可装入广口瓶中，加盖密封，置阴凉处保存待用。

名角五：芝麻核桃粉

曲目：老少皆宜。

赏析：每到冬季，很多地方流行吃芝麻核桃粉，店里现磨现卖，生意火爆，因为据说这是老少皆宜的补品。不过这芝麻核桃粉到底是怎么个好法？卖的人说不清，买的人闹不明，反正是给每年都要唱的戏捧个场罢了。

《神农本草经》记载，"芝麻补五脏，益气力，长肌肉，填髓脑，久服轻身不老"。它还有一个别名叫"巨胜子"，谓"八谷中之大胜也"，也就是说它的补养功效在八谷之中处于首位。核桃，民间又称"长寿果"，中医认为能补气养血，敛肺定喘，涩精固肾，温肺润肠。两者合用真可谓珠联璧合，相得益彰，共同发挥益智补脑、滋养肌肤、乌须黑发、延缓衰老、滋补养颜及润肠通便的功效，经常食用大有裨益。

有的地方还在芝麻核桃粉中加入黄豆粉，这是"老戏翻新"的佳作。首先。黄豆能补充人体必需的优质蛋白质；其次，黄豆对防治糖尿病性肾病，减少尿蛋白的漏出有一定的作用，并且能降低血中的低密度脂蛋白，从而降低糖尿病患者并发心脏病的危险；而且，黄豆中含有植物性雌激素，对更年期综合征的防治大有帮助；对步入中老年的男性朋友，黄豆又有抵消雄性激素的作用，从而能抑制前列腺癌的发生。所以，糖尿病患者和中老年人，尤其适合应用芝麻核桃粉+黄豆粉进补。

特别关照 芝麻核桃粉（或加黄豆粉）虽然老少相宜，男女均益，长期服用有利无弊。但芝麻、核桃均有润肠通便的作用，属于"滑利之品"。因此，有长期慢性腹泻者，常有遗精、滑精者及白带过多者，应该慎用。

第四章

说一说膏方

52

开方，适者才能体会魅力

这位咳嗽开膏方最妙

孙老伯今年 76 岁，吸烟史 30 年，已戒 5 年，有反复咳嗽、咳痰病史 15 年，近 3 年来，除了咳嗽，咳痰反复发作较前频繁，并伴有气促，活动后尤甚，季节交替时容易发作，平均每年因为急性发作住院就有三四次。到几家三甲综合性医院就诊，都诊断为"慢性阻塞性肺疾病、重度阻塞性通气功能障碍"。规范治疗后虽有一定程度的缓解，但特别容易感冒，一旦感冒，"老慢支"就又发作了。孙老伯也曾到社区卫生中心接种了"流感疫苗"和"肺炎链球菌疫苗"，效果不是很理想。

2011 年冬天，孙老伯在和平公园早锻炼，碰巧赶上医院举办的养生节及膏方开炉仪式，孙老伯抱着试试看的心态来我这里看了膏方门诊。在服用一料膏方后的一年中，孙老伯自觉感冒次数明显减少、持续时间明显缩短，仅住院一次。到了 2012 年年底，孙老伯早早就预约了我的膏方门诊，见到我说的第一句话就是"想不到啊，真的想不到！"

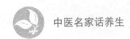

我对孙老伯说：不要想不到，中医经过几千年的发展和临床实践，形成完整的理论体系，中医的治疗是辨证施治，而中医膏方的调理是辨证施补，从整体入手，调整机体的病态，增强机体的抗病能力。

这位咳嗽开不得膏方

今年 35 岁的李小姐也是咳嗽、咳痰十余年，被诊断为"支气管扩张"。她是个坚定的中医拥护者，来看膏方门诊之前，自己在网上已经查询了很多有关膏方的知识，觉得有必要进行冬令膏方调补。

然而我在了解了李小姐的情况后，发现她近一段时间咳嗽反复，咳痰不畅，而且间断咯血、胃纳减退、大便秘结、舌质红苔黄腻、脉濡滑，有湿热中阻的表现。于是我劝李小姐"打道回府"，因为她的情况暂时不适宜进行膏方调补，而应先将支气管扩张咳痰、咯血症状控制好。

不过我让李小姐带了另一剂汤药回家，这是"开路方"，让她服用一段时间，祛除体内病邪后，再来进行中医膏方调补。

看到这里，读者应该已经明白我想说的了：膏方虽火，膏方虽妙，但并非人人皆宜。在吃膏方前，一定要到正规医疗机构的膏方门诊就医，由医生来判别是否合适开具膏方。

适合开膏方的人

慢性病患或久病体虚者，或为增强体质或巩固疗效。患有慢性疾病的患者，在冬令季节，可以结合其病机特点兼补兼治，通过膏方调理，补其不足，泄其有余，恢复机体的阴阳平衡，最终达到减少急性发作的次数，减少反复发作的程度，提高患者的生活质量的功效。不仅内科患者，妇科、儿科、外科、伤骨科、五官科、皮肤科的患者都可以通过中医辨证论治，进行合理的膏方调补。

亚健康状态人群，虽未患病，但已有不同程度的危险因素，具有患病的高危倾向，可采用中医膏方调补，纠偏祛病，调节阴阳平衡，纠正亚健康状态。

康复患者，如手术后、出血后、大病重病后，产后身体虚弱者，耗伤气血，适当应用中医膏方，促进机体早日康复。

老年人的各种生理功能逐渐趋向衰退，脏腑功能衰退、阴阳气血不足、抗病能力下降，通过冬令膏方辨证调补，能够增强体质和延缓衰老。

反复呼吸道感染、哮喘、厌食等体虚儿童，可以根据疾病特点和生长需要适当膏方调补。

不适合开膏方的人

体质健壮的青少年、急性疾病和急性感染者、正处慢性疾病发作期或传染性疾病活动期者不适合吃膏方。服用膏方期间，若出现感冒，食滞，以及腹胀、胃纳减少、舌苔白腻，或口苦、大便秘结、舌苔黄腻等湿浊或湿热内阻表现，应暂停服用膏方。

还有一点可能是一家之言，急于求成的人也不适合开膏方。"立竿见影""根治百病"都有悖于中医的思想，有这样想法的人是无法体会膏方的好处的。

获膏，近半数人"不会吃"

上海中医药大学附属曙光医院曾经在门诊和住院患者中开展过一次膏

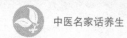

方的问卷调查。调查显示，71％的患者知道膏方这种治疗方法，同时有60％的患者或其家人、朋友服用过膏方。这些数字反映了膏方的知晓率和普及率，但是进一步的调查数据却显示：39％的人服用膏方时不执行饮食禁忌和服用方法；45％人吃吃停停，甚至最后忘记。也就是说，近半数人开了膏方"不会吃"或"吃不完"。怎么会这样？

究其原因，是很多人仅仅把膏方当作保健品，而不是视为一种治疗手段。其实，膏方是中医药治疗的古老剂型之一，对于一些处于相对稳定期的慢性病、虚证或是体质虚弱的人，多可以采用这种治疗措施。

是治疗措施，就要有正确的服用方法，才能保证最大限度地发挥其疗效。临床上，膏方的具体服法，一是根据患者的病情决定；二是考虑患者的体质、应时的季节、气候、地理条件等因素，做到因人、因时、因地制宜。

时机

由于冬天是主封藏的季节，以滋补为主的膏方容易被机体吸收储藏，故有冬令进补的说法，冬天是服用膏方的最佳季节。一般地说，服用膏方多由冬至这一节气开始，至"九九"结束。治疗为主的调治膏方可视病情需要，也可根据不同时令特点随季节处方。

时间

每日服用膏方多以空腹为宜，即每日清晨及睡前，其优点是可使药物迅速在胃肠吸收，并保持较高浓度以发挥药效。滋腻的补益药宜空腹服，如空腹时服用胃肠有不适感，可以改在半饥半饱时服用。

剂量

服用剂量的多少，应根据膏方的性质、疾病的轻重以及患者体质强弱等情况而决定。一般每次服用膏方取常用汤匙 1 匙为准（15~20 毫升），早晚各 1 匙。

服法

服用膏方的方式可以有两种，也要根据不同的病情需要来确定。最常用的方法即冲服法，用汤匙取适量膏滋，放在杯中，将白开水冲入搅匀，使之溶化，服下。如果方中用熟地黄、山萸肉、巴戟肉等滋腻药较多，且配药中胶类剂量又较大，则膏药黏稠较难烊化，应该用开水炖烊后再服。

根据病情需要，也可将温热的黄酒冲入服用。有些口咽部的慢性疾病可采用噙化膏方的服用方式，亦称"含化"，将膏滋含在口中，让药慢慢在口中溶化，发挥药效，如治疗慢性咽炎所用的青果膏、治疗咳嗽的莱阳梨膏等。

禁忌

服膏方时，为了保证疗效，必须重视禁忌问题。首先，为了达到治疗目的，服药期间要求患者忌食某些食物，即"忌口"。如服含有人参的膏方时忌服生萝卜，服用含首乌的膏方时，忌猪、羊血及铁剂；服滋补性膏方时，不宜饮浓茶等。一般服药期间，均应忌食生冷、油腻、辛辣等不易消化及有特殊刺激性的食物等。

此外，针对患者的体质，在膏方服用时，忌口更为重要。如阴虚体质临床表现可见头晕眼花、口干咽燥、心烦、易于激动、失眠心悸、舌红少苔、脉象细数，在服膏方进行滋阴的同时，注意忌食辛热的食品，如羊肉等；在烹调作料中不放或少放姜、蒜、葱等调味品；甲状腺功能亢进患者中不少表现为阴虚火旺的症状，在应用滋阴降火药物治疗时，忌食海鲜一类发物。阳虚体质临床表现可见全身怕冷、面色淡白无华、少气倦怠乏力、大便溏薄、小便清长、舌质淡胖、苔润滑、脉象微细迟无力，对这类患者常用补阳、温阳、壮阳等药食进行调补，注意忌用寒性食品，如柿子、黄瓜等。

总之，膏方是一种特殊剂型的中药，不是保健品，更不是食品，大家要认真执行医嘱，让它发挥应有的疗效。

服膏，冬令最宜春夏接力

人们在长期的生活实践中形成了"冬令进补"的习惯，并称膏方为冬令膏方，顾名思义就是在冬令季节里服用，故冬令是膏方服用的最佳时节。

冬令进补，开春打虎

为什么在冬令时节服用膏方为最佳呢？这要从人的生命活动和自然气候环境说起。自然界气候环境的运动变化，每时每刻都在影响着人体。"春生、夏长、秋收、冬藏"，这是大自然的变化规律，人们根据这一年四季的气候变化起居饮食、衣着行走以保持身体健康。

冬令天气寒冷，万物藏伏，人与天地相应，人体精气内藏蓄积，把营养藏于体内，同时代谢降低，消耗减少。这就像冬天大自然寒冬树叶飘零，腐殖入土，而有了来年的枝繁叶茂。人们在冬令进补，能为开春乃至全年的健康打下基础。俗话说"冬令进补，开春打虎"，故冬季是一年四季中进补的最佳时机。

提前预约，把握时机

冬季膏方的最佳服用时间段是农历冬至到立春这段时间。由于传统膏制作时间长，故要提前预约自己的医生，争取在冬至前拿到膏方。

以前因为没有冰箱，而膏方都是滋补药物，营养丰富且不含任何添加剂、防腐剂，很容易霉变，所以尽量在近冬至时制作，现做现吃。而现在冰箱已普及，大家可以较早地预约医生，做好膏方存放在冰箱里，到冬至这天开始服用。这样可以错开高峰，节约预约、等候的时间成本。

当然如果由于种种原因，取膏方晚了，有的甚至等拿到手已近开春，这也不要紧，只要坚持将膏方服完，同样会有较好的疗效。

药力不逮，继续接力

有相当一部分患者反映，吃了冬令补膏确实有效，精神转佳，不容易感冒。但是半年后，也即夏末秋初，又反复感冒了。这是因为冬季膏方药力大约只有半年，时间一长，药力不逮，原来的不适症状就又会出现了。

那么在药力接不上的这段时间怎么办？吃一料夏季膏方，就可以解决这个问题了。夏季膏方在这个意义上讲，是冬季膏方的接力棒，它可以延长冬季膏方的药效。

《慈禧光绪医方选议》中，御医开的膏方每个月都不同，如二月有祛风和脉调气利湿化痰膏，三月有资生健脾膏、清热养肝活络膏，四月有调气化饮膏、调中清热化湿膏，五月有调肝和胃膏，六月有益气平胃健脾膏，直至十一月的养阴调中化饮膏。可见，一年中都可开膏方、服用膏方。

夏天吃膏方会补不进吗

夏天吃膏方如今已经渐渐成了都市时尚，有人却疑虑，因为民间有个说法，夏天吃补药是补不进的，会随汗液排泄掉。真是这样吗？我们说不同季节有不同的养生方法，夏天可以吃膏方，只是不能照搬冬天所开之方。

夏季天气炎热，以暑热之气为主，中医认为暑气属阳邪，最容易损耗人体阳气和津液，所以夏季补养阳气和津液是养生的关键。从五行角度看，夏季对应五脏中的心，夏天出汗很多，汗液外泄最易损耗心气，所以夏季膏方要重视养心气。

以前人们夏季想吃膏方，却苦于无处制作、无法储藏，而近两年来开设的夏季膏方门诊深受患者欢迎。时代在变迁，观念进步和条件改善让越来越多的普通百姓能够享受到过去"帝王级"的医疗服务。

55

储膏，陈招新法各有千秋

14个膏方罐的故事

有一对老夫妇连续7年服用膏方，家里积攒了14个膏方罐子。今年，他们又想来开膏方了，可是看着这堆罐子发愁。老先生来电询问：你们为什么不回收膏方罐呢？回收之后循环利用多好，节约！环保！

我们解释道：由于膏方传统的储存容器是陶泥制成的专用陶罐，陶罐有一定的孔隙率，膏滋药成分可渗入孔隙中，重复使用可能对下一料药物产生影响，因此不建议将陶罐回收再利用。

同时，我们又提议：今年您何不试试一次性的小包装？老先生一听就说："那我还是用陶罐，塑料袋的太没感觉了！"

新潮方法，新人追捧

老先生习惯罐装膏方，可有人偏钟爱袋装膏方。近年来推出的小包装膏方，面市后受到年轻患者的喜爱。这种小包装膏方，是将制好的膏方采用中药膏方自动包装机分装，包材采用药品级塑料袋，耐高温、不易与膏方产生化学反应，无有毒物质析出。

小包装膏方密封性能好，保存时间更长，最主要的是适宜携带、服用方便，适合上班族、出差族和旅行族。我们曾对小包装膏方进行过稳定性试验，证明药物放置一年质量没有变化。

经典老法，仍是主流

当然，传统的罐装膏方容器仍然最经典的保存方法。是很多服膏人的首选。正规医院和药店制作的膏方，工艺质量有保证，患者如自制膏方，一定要注意容器的清洁、干燥，不能留有水分。如果容器是陶瓷、玻璃类的，可以洗净后用小火烘干，也可以在洗净后用微波炉烘干消毒；如果容器属有机材料类的，可以在洗净后沥干，然后放在消毒柜中消毒，或用微波炉稍稍加热、烘干水分；如果容器属于金属材料（可选不锈钢，忌铁、铝等），可以在洗净后沥干用红外线消毒或用小火烘去水分。

罐装膏方灌装时，最好不要将一料膏方全放在一个容器里，建议将近

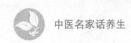

期要服用的部分应该另外分装，暂时不吃部分要密封，并放在阴凉通风处。南方天气比较暖和，膏方容易变质，最好放在冰箱里冷藏。近期要服用的部分，也要放在阴凉通风干燥处，要避免受热、受潮，且要避光。

老法储膏，最忌霉变

用汤匙取用膏方时，先要将汤匙洗净，干燥、消毒。如果取膏方的汤匙没有洗干净，或者汤匙上有水，水分渗入膏方中，或者边吃边取，细菌就会因此带入膏内，使膏方发生霉变。

如果遭遇暖冬或气温连日回升，担心没有放在冰箱内储藏的膏方变质，可将其隔水高温蒸烊。千万不能直接将膏锅放在火上烧烊，否则会造成锅裂和底焦。在膏方蒸烊后，一定要把盖打开，直至完全冷却，方可盖好。切不可让锅盖的水落在膏面上，否则过几天就会出现霉点。

发霉的膏方不能食用，我们也不提倡回炉，一般医院也没有这种服务。过去有文献建议：可用勺子将表面霉点挖除，再加入黄酒以隔水蒸煮的方法蒸透。实在不舍得丢弃膏方的人可在家尝试，但是最好的办法是防患于未然，别让膏方发霉。

当季服完，陈膏莫进

有个别患者当年的膏方未能吃完便束之高阁，到第二年冬至前后拿出来一看，似乎没有变质。尤其是小包装膏方，完整、干净，扔了岂不可惜？有些人便继续服用，有些人则来电询问怎么处理。

我们认为，当年没用完的膏方如果次年想继续服用，尽管目测没质量问题，即使是小包装剂型，仍需入锅重新回炉或高温消毒处理后再食用。

另外，从中医养生角度看，人的体质经过一年四个季节的变化，身体状况也会随之发生变化，去年剩下的膏方很可能已经不适合今年的体质。

因此，膏方最好还是在当季服完，一般一料膏方的服用时间是4~6周，以免影响疗效或造成浪费。

56

选膏，因人而异不可跟风

选膏注意三点

膏方不同于一般的滋补品，它是药，除调补外还能兼治各类慢性疾病。所以购买和订制膏方时要注意以下几点：

不能"全家一膏" 中医非常强调辨证进补，由于每个人的年龄、体质、原有疾病等各有不同，所以在进补之前，要到正规医院请有经验的中医师仔细辨证，通过望、闻、问、切，四诊合参，分析服用者的体质或疾病的性质，辨清阴、阳、气血虚中何者虚损为主，利用药性的偏胜，来纠正人体阴阳气血的不平衡，达到治疗和保健目的。

网上热炒的"固元膏"，超市也热卖。"固元膏"主要用阿胶、红枣补血，黑芝麻、核桃仁补肾，冰糖润燥调味，口味宜人，自制也方便，很多人认为可以全家通用、养血补元。殊不知此膏以补为主，缺少流通的药物，脾胃虚弱、胃口不好、大便溏泄的人久服后胃口会变得更差、肚子发胀发闷、大便更加稀溏，妇女还会出现月经血块增多。所以调补要因人而异，不能"全家一膏"。

选药"补而不腻" 大多膏方中有很多补益气血阴阳的药物，这些药物的药性较为黏腻，如果一味纯补，会阻碍服用者的消化吸收功能，使得药物不但难以被吸收转化为精微物质，反而会阻碍气血的运行，所以有经验的中医师在开具膏方时不会"纯补",而注意通补结合,运脾健胃,调畅气血,量体用药。

传统名膏"十全大补膏"的名字听上去"大补、纯补",其实不然。此膏中有两张很有名的处方,即四君子汤和四物汤。四君子汤补气、健脾,四物汤补血同时行气、活血,是补中有通的范例。又如补肾名方"六味地黄丸"、老牌补膏"葆春膏"也是补中有泻、补中有通,补药泻药配伍精妙,不可或缺。

慢病"补治结合" 很多慢性病患者的症状错综复杂,不是单纯虚损,往往虚中有实,或挟有气滞,或挟有血瘀,或挟有食积,或有挟湿热,或有挟寒痰,所以在开具膏方时除适当选用补药外,还应当配伍理气、化瘀、消食、清热、祛痰等祛邪的药物,做到虚实兼顾、标本同治,以达到治病的目的。所以,慢病患者不要随便自购、自制膏方。

男女老少有别

中青年男性 由于生活常常没有规律,或烟酒过量,有人总有便秘、失眠、口臭等"上火"症状,中医归为"湿热内盛"体质,这类人一般不合适用膏方调补。

但其中有部分人虽然火气大,但总感觉疲劳、精力不足,中医认为是兼有脾气虚,运化失司。这种矛盾的体质往往没有成药和成膏,需要有经验的中医师来为他们"量身定制"由益气健脾、清热化湿及理气通便的药物组成膏方,属于中医讲的"清补"。特别需要提醒的是,这类人要避免吃一些热性的补品,如红参、鹿茸、阿胶等。否则会"火上浇油"。

中青年女性 如果平时比较怕冷,一到冬天手脚冰凉,也就是中医所说的阳虚体质,较适合冬季服用益气温阳类膏方调整身体功能。部分女性在兼顾事业外还要抚养下一代,体力透支,常常出现脸色萎黄、头晕乏力、月经失调等现象，中医称为"气血不足"，此时采用补益气血的药物组成膏方，恢复到健康状态。如自选成方，可考虑八珍颗粒、归脾汤等。

中老年人　一些患有脂肪肝或存在"三高"情况的中老年人，如果常常感到精神欠佳、疲劳乏力，也是可以进行调补的。但要注意把握时机，当舌苔厚腻、肝功能异常时，中医往往建议先不急于进补，而是用开路方给予调治，通过相应治疗后再服用膏方，以改善代谢，减轻病情，并保持良好的精力。

小儿　小儿膏方不同于成人，组方原则是以调理为主，补虚纠偏，用药平和，治中寓补，一般以冰糖、饴糖和少量阿胶收膏调制。小儿膏方在调补小儿支气管哮喘缓解期、反复呼吸道感染、厌食、消化不良、生长发育迟缓、多动症等疾病疗效确切。但正常的健康儿童不需要膏方调理，代谢紊乱、肥胖儿、性早熟等患儿也不适宜膏方治疗。

57

胃肠有疾者如何吃膏方

近年来，膏方在内容与功效等方面均有很大发展，不仅单纯用于滋补强身，而且还能兼治一些疾病。我们知道，膏方需要胃肠来吸收。那么，胃肠道有疾者如何吃膏方呢？

胃肠主要负责消化食物、吸收营养和排泄废物，属中医的脾胃范畴，而中医认为脾和胃的功能又有差异，胃负责受纳、腐熟水谷而成为食糜，主通降（类似现代医学所说的"排空"），脾负责水谷精微物质的消化吸收，将营养物质运送到心肺乃至周身，主升清。脾胃对水谷的消化吸收功能直接影响人体全身功能，所以有"脾胃为气血生化之源""脾胃乃后天之本"的说法。因此，调节脾胃功能对胃肠道疾病的治疗具有非常重要的意义，而补益脾胃又是调节脾胃功能的主要方法。

由上可见，胃肠有疾者可以通过吃膏方来达到治疗目的，但这主要是指一些慢性胃肠疾病，如慢性胃炎、肠易激综合征、消化道出血后及胃肠道肿瘤手术后的调理。若是胃肠道的急性病或慢性病急性发作，如急性胃肠炎、急性痢疾、消化道出血、急性胃痛、腹痛等，均不宜服膏方。

在吃膏方之前，患者若有胸脘闷胀、食欲不振、舌苔厚腻等症状，提示湿邪困阻脾胃，或饮食积滞脾胃，影响了脾胃的运化功能。此时，不宜立即吃膏方，应先服用一些运脾化湿、消食导滞的中药，如苍术、厚朴、枳实、半夏、陈皮、山楂、神曲、谷麦芽等煎汤服用，以改善脾胃的运化功能，也就是通常所说的"开路方"。

慢性胃肠病患者服用的膏方，若属于单纯的脾胃虚弱，只需补益脾胃即可。但根据临床实际情况，脾胃虚弱者多运化不健，容易导致饮食积滞，或脾虚生湿，或气机不畅，或湿郁化热，或气滞血瘀，表现为虚实夹杂的症候，所以膏方的用药应该建立在健脾和胃的基础上，按照不同的胃肠疾病，不同的患者，仔细辨证，适当予以祛邪，或清热泻火，或消食导滞，或理气化湿，或活血化瘀，做到虚实兼顾，标本同治，但祛邪不可攻伐太过，处处以固护胃气为本，避免损伤胃气；补益又不可过于滋腻，以免加重脾胃的负担。

曾有一位慢性萎缩性胃炎伴有中度肠化的患者服用膏方，其临床表现主要为中脘痞塞、嗳气、倦怠乏力、口干口苦、大便不畅，舌苔薄黄腻，舌质偏暗红，脉弦细，中医辨证为脾虚瘀热内蕴，予以健脾清热化瘀的膏方。患者服用二料后，精神较振，中脘痞塞消失，口干口苦减轻，胃镜复查为慢性浅表-萎缩性胃炎，肠化由中度减为轻度。还有一位患肠易激综合征的女士，每遇工作压力重时或情绪波动时，大便次数增多，每日 2~3 次，大便不成形，伴有腹痛，便后腹痛消除，倦怠乏力，舌苔薄腻，舌胖，脉小弦，中医辨证为肝脾不和，予以调和肝脾的膏方，服用一个冬天后，大便正常，腹痛消失。

膏方一般每天服 1~2 次，多在清晨空腹或晚上睡前服，每次 1 汤匙，用开水冲服，如胶质黏稠难化，也可用碗、杯隔水炖热后服用。服用期间，如遇伤风感冒、伤食腹泻等情况，应暂停服用，等上述急性病治愈后再恢复服用。服用膏方时忌食萝卜、红茶、咖啡、蟹虾等。如大便溏薄、畏寒怕冷、舌苔白，辨证属阳虚的人，忌食生冷寒凉食物；如大便干结、怕热、口渴、舌苔黄腻、舌质红，辨证属阴虚的人，忌食辛辣油炸食物；若脾胃素来虚弱的人，在服用膏方的同时，还可吃一些山药、白扁豆、薏苡仁、莲子肉、芡实、红枣等健脾之物，或煲汤，或煮粥，用作食补。

58

癌症患者进膏有方

—— 冬令进补，膏方最佳

癌症患者在经历手术、放疗和化疗等后，常常希望进补一些滋补品，以起到增强体质、提高身体免疫力及抗癌能力、防止癌症转移和复发的目的。如何进补才能取得较好的滋补效果呢？由于癌症患者大多数是正气不足，气、血、阴、阳虚相兼，因此，服用由多种滋补药物、膏及辅助品共同组成的膏滋药，远比单纯食用一味滋补品更全面、针对性更强、效果更好。

中医进补，四季皆宜。但服用膏滋药，则以冬季为佳。因为膏滋药比

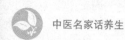

较滋腻，热天服用，不宜消化。同时，一料膏滋药，要服好几周，在冬季更容易储存。

一人一方，"开路"先行

市售有名的滋补膏非常多，但由于其处方固定，很难适用于每个癌症患者。如市售的十全大补膏中内含党参、黄芪等五味补气药，当归、白芍等四味补血药，温阳药肉桂一味，比较适合气血两亏、阳气不足的癌症患者；而热性体质的癌症患者服用就不适合，服后会觉得太热，胃不舒服。理想的冬令进补膏滋药应该是一人一方。最好能请有经验的中医师，根据气血阴阳偏胜、邪正力量对比进行辨证分析，然后根据患者的体质和病情进行处方，比较切合实际。

癌症患者在服膏滋药前，应先服"开路"药。这是因为不少癌症患者均有邪正兼见的情况，在邪气尚未祛除时进食膏滋药，将影响膏滋药的消化吸收。癌症患者的邪兼有热、瘀、湿三种情况（热表现为舌尖红、口干、便秘、尿赤；瘀表现为舌青紫、瘀点、瘀斑，或舌下脉曲张紫黑；湿表现为舌苔厚腻、胃口差、泛恶等），祛邪主要通过服用以祛湿、热、瘀等邪为主的各种汤剂"开路"。还有一些癌症患者，虽无湿、热、瘀等邪气存在，但却属于"虚不受补"，即患者胃气极差，服用含野山人参等滋补品的膏滋药时，会感觉胸闷胃胀、泛恶等。这种患者应先由中医师开出补脾健胃、理气和中汤剂的"开路"方。一般，癌症患者应在服用膏滋药前一个月左右服"开路"方。

服用膏方，几点注意

"开路"方服完后，可开始服用膏滋药。膏滋药服用的时间，可从冬至前一周开始至春节前服完。如春节在一月份，则可延长至二月初或中旬。

开始时每日一匙，开水烊化后服，也可隔水蒸热后服用，以临睡前一小时服用最佳，以利缓慢吸收。在三九、四九严寒时，则在早上加服一匙，即一日两次。加服时，先浅浅一匙，量少些，逐步增加。此外，要注意估计膏滋药的总量，加量要设法在春节前后服完，做到冬至到春节期间匀量服完。

癌症患者一般体质较弱，容易感冒，常谓"虚人感冒"。感冒后，只要不发热可不停服膏滋药，只是用量减少一些，同时加服感冒药。有时单用祛邪的感冒药不理想，则可用少量滋补药治感冒，也能取到同样效果。此外，癌症患者伴急性感染、有转移迹象或在放化疗期间，要暂停服膏滋药，待病情稳定或放疗、化疗完成后，再少量试服观察。

59

冬令进补，自制小膏方

膏方因作用持久和缓、药性稳定、服用方便而广受欢迎，但其高昂的价格也令人望而却步。如何才能制作一款适合自己，又经济实惠的膏方呢？下面就为大家介绍三个小膏方。它们功效不同，历史悠久，药味较少，采用蜂蜜收膏，制作简便，比较适合在家中自制，感兴趣的朋友不妨一试。

明目延龄膏

药物组方：霜桑叶 200 克，菊花 200 克，桑椹 120 克，生地黄 150 克，蜂蜜 800 克。

功效主治：平肝明目，清热散风，降血压，且药性平和，清而不凉，滋而不腻。对于年老体弱、肝肾不足的相关病证有良效，如视物不清或眼

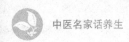
睛干涩疼痛等。

制作方法：可在药店或使用家用粉碎机将霜桑叶、菊花、生地黄打成粗粉；将桑椹打碎；放入大砂锅内，加水 2 000 毫升，用大火煎煮，煎沸 30 分钟后，改小火煎煮 60 分钟，取药汁；药渣加水再煎，取汁，煎法同前；先后取 2 次药汁后将药渣丢弃。混合 3 次药汁，文火熬煮 60~90 分钟使药汁浓稠，加入蜂蜜搅拌均匀，至再次沸腾时即可。待冷却至常温后，放入玻璃罐或瓷罐中，冷藏储存。

服用方法：取干净小勺，每次 1~2 勺，温水冲服，早晚各 1 次。膏滋入水即烊，冲调方便，回味甘甜。

蜂蜜地黄膏

药物组方：熟地黄 150 克，生地黄 150 克，天门冬 100 克，山茱萸 80 克，蜂蜜 600 克。

功效主治：润肺滋肾，养阴润燥。尤其适合肺肾阴虚的女性服用，对于缓解女性更年期症状也有一定作用，如干咳少痰、口干口渴、潮热盗汗、心烦多梦、腰酸痛、大便燥结等。

制作方法：可在药店或使用家用粉碎机将生地黄、熟地黄、天门冬打成粗粉；将山茱萸打碎；放入大砂锅内，加水 1 500 毫升，用大火煎煮，煎沸 30 分钟后，改小火煎煮 60 分钟，取药汁；药渣加水再煎，取汁，煎法同前；先后取 2 次药汁后将药渣丢弃。混合 3 次药汁，文火熬煮 60~90 分钟使药汁浓稠，加入蜂蜜搅拌均匀，至再次沸腾时即可。待冷却至常温后，放入玻璃罐或瓷罐中，冷藏储存。

服用方法：取干净小勺，每次 1~2 勺，温水冲服，早晚各 1 次。

注意事项：脾虚大便次数多或大便不成形、胃寒胃痛食少、胸闷痰多者不宜服用。

青果膏

药物组方：橄榄（青果）300 克，胖大海 120 克，黄芩 80 克，玄参 100 克，麦冬 120 克，诃子肉 120 克，蜂蜜 1 500 克。

功效主治：清咽止渴，润肺生津。适用于各种咽喉疾病，尤其是长期用嗓过度者，如咽喉肿痛，失音声哑，口燥舌干等；同时对肺燥咳嗽也有一定作用。

制作方法：可在药店或使用家用粉碎机将上述诸药打成粗粉；放入大砂锅内，加水 5 000 毫升，用大火煎煮，煎沸 30 分钟后，改小火煎煮 60 分钟，取药汁；药渣加水再煎，取汁，煎法同前；先后取 2 次药汁后将药渣丢弃。混合 3 次药汁，文火熬煮 60~90 分钟使药汁浓稠，加入蜂蜜搅拌均匀，至再次沸腾时即可。待冷却至常温后，放入玻璃罐或瓷罐中，冷藏储存。

服用方法：取干净小勺，每次 1~2 勺，温水冲服，早晚各 1 次。若治疗慢性咽炎，也可将膏滋直接置于口中，慢慢含化，以利于发挥药效。

注意事项：服药期间，忌食辛辣刺激之物。此外，感冒发热等表证初起者慎用。

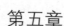

第五章

被"神化"的保健品

60

冬虫夏草非神药，"性价比"较低

冬虫夏草（虫草）为麦角菌科植物冬虫夏草菌的子座及其寄生蝙蝠科昆虫虫草蝙蝠蛾等幼虫尸体的复合体。冬季，菌丝侵入虫草蝙蝠蛾等幼虫体内，不断繁殖而充满虫体；至夏季，菌丝长出子座，形似直立的小草。在青海、西藏、四川等地，夏至前后入山采集，子座露于雪面，易于寻找；若待雪化尽，杂草丛生，不但难以寻找，而且虫体枯萎，影响质量。冬虫夏草之名由此而来。

近年来，随着民众物质生活水平的大幅改善，服用虫草的人大量增加，将其作为高档补品送礼也十分普遍（所谓"买的不吃，吃的不买"）。同时，一些商家出于功利目的，将虫草的治病、保健功效无限放大，以致很多人认为，无论健康与否、体质怎样、病证如何，均可服用虫草，并获良效。由于野生虫草资源极其有限，导致虫草价格一路暴涨，被称为补品中的奢侈品。

实际上，虫草并非包治百病的神药，就虫草的功效与目前的价格而言，"性价比"较低。冬虫夏草味甘性温，补肺益肾，主要用于治疗肺系慢性疾病，尤其是虚寒型慢性支气管炎、哮喘、肺气肿，其次用于治疗肾虚所致的腰膝酸软、阳痿遗精等。

产地不同，功效悬殊

虫草主产于青海与西藏，四川、云南、贵州、甘肃等地也有出产。产于青海、西藏的虫草质量上乘，其他产地的虫草品质较次。普通民众一般难以识别虫草的具体产地，而无良商家往往用四川、云南等地的虫草充当青海、西藏虫草。市场上尚有用产于山西等地的亚喷鼻棒虫草（假虫草）冒充冬虫夏草的现象。殊不知，前者虽有某些药用价值，但有毒，绝对不可以作为调补用品。在此提醒消费者，购买虫草应选购正规品牌，以免上当受骗。

用量太少，难以奏效

古代医籍中凡提及冬虫夏草的常用剂量，一般为每天一至三钱，折合3~9克，现代药典推荐的使用剂量亦为3~9克。因虫草价格昂贵，目前临床常用的治疗剂量为1~3克。近代海派中医名家丁甘仁先生医案中，有数例应用冬虫夏草治疗肺虚痨瘵的案例，用量也多为二至三钱。若以1千克3 000条（较大虫草）计算，每3条为1克，也就是说，若作为临床治疗，每日至少需要虫草10条左右。

因价格昂贵，故无论用于保健，还是用于治病，目前人们服用虫草的剂量普遍太小。每天服用一两条，连最基本的有效剂量都不够，难以达到保健或治病的作用。笔者建议：若用于保健，宜每天服用2克左右，一年服用两三周即可；若用于治病，每天至少服用3克，煎汤服用或研粉吞服均可。另外，虫草也可浸酒饮服，还可作为药膳之用。

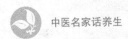

特别提醒 ···

　　2016 年 2 月，国家食品药品监督管理总局（现国家市场监督管理总局）发布的《关于冬虫夏草类产品的消费提示》称：冬虫夏草属中药材，不属于药食两用物质。对冬虫夏草、冬虫夏草粉及纯粉片产品的监测检验发现，其砷含量为 4.4~9.9 毫克 / 千克。而保健食品国家安全标准中砷限量值为 1.0 毫克 / 千克，因此，长期食用冬虫夏草、冬虫夏草粉及纯粉片等产品会造成砷过量摄入，并可能在人体内蓄积，存在较高风险。

　　其后，国家食品药品监督管理总局发出《关于停止冬虫夏草用于保健食品试点工作的通知》，含冬虫夏草的保健食品相关申报审批工作按《保健食品注册与备案管理办法》有关规定执行，未经批准不得生产和销售。

61

灵芝非"仙草"，勿信传说

──── 救命仙草，纯属传说

　　灵芝在古代带有神秘色彩，被认为是神仙之药。战国时代，《山海经》中就有炎帝之女瑶姬不幸夭折化为瑶草的故事，以至后人有"帝之季女，名曰瑶姬。精魂为草，实曰灵芝"之说。家喻户晓的神话故事《白蛇传》

中，女主人公白娘子只身前往峨眉山盗仙草，历尽艰险，取回能"起死回生"的仙草灵芝，以救夫君许仙。

李时珍《本草纲目》则不信神说，指出"芝乃腐朽余气所生，正如人生瘤赘，而古今皆以为瑞草，又云服食可仙，诚为迂谬……又方士以木积湿处，用药敷之，即生五色芝。"由此可见，古代已经有人工培植的灵芝。

野生灵芝有青芝、黄芝、白芝、赤芝、黑芝、紫芝之分。目前，人工培植并作为药用的灵芝多为赤芝。灵芝味甘性平，益气补虚，主治虚劳乏力、失眠多梦、肺虚咳喘等症。

古医籍记载较少，现代得以普及

由于野生灵芝较为稀有，故古代医籍中临证运用记载较少，含灵芝的方剂更不多见。古医籍中，灵芝多用于益精气、坚筋骨、好颜色、疗虚劳等保健功效，没有明确的主治病证记录。近年来，由于大量人工培植，使得灵芝价格低廉，民间及临床使用才得以普及。

灵芝孢子是灵芝的雌雄配子，为灵芝繁衍后代的种子。灵芝孢子个形微小，外壁坚硬，用现代高科技手段将其破壁为粉，即市售之灵芝破壁孢子粉，价格较贵，然其成分和药理作用与灵芝基本相同。

以保健为主，不能治百病

所谓"灵芝治百病"，只是人们的美好愿望。若用以益气补虚，无论是灵芝煎汤饮服还是孢子粉吞服，其药力远不如人参、党参、黄芪等补气药；若用于安神助眠，也需与茯神、枣仁、夜交藤等合用方可有效。由于灵芝作用和缓，且多无禁忌，也没有补气药容易上火、壅滞等不适反应，故用于保健的适用面较广。若用灵芝补益身体，需长期服用，才能起到补虚功效。

肿瘤患者手术后长期服用灵芝有助于康复，不能手术的晚期肿瘤患者服用灵芝有利于提高生活质量，但单味服用作用较弱，宜与人参、黄芪等配伍使用。理论上，灵芝有扶正抗癌功效，但单用灵芝或孢子粉抗癌，显然药轻病重，难以奏效。不少灵芝产品的宣传任意夸大其抗癌疗效，甚至有的广告词披着现代化外衣重复古代神话传说，显然是商业炒作，缺乏实事求是的科学态度。

62

阿胶只是普通补血药

近年来，阿胶——一味传统的补血药，身价百倍，被抬上了"国宝圣药"的神坛，成为养生界新贵。在"养生热"愈演愈烈的今天，声称能够美容养颜、延缓衰老的阿胶不但深受广大女性消费者的喜爱，不少男性也想当然地认为，吃点阿胶能"有病治病，无病强身"。

目前市场上热销的阿胶是由马科动物驴的皮经煎煮、浓缩制成的固体胶，国家药典明确其功能是补血滋阴、润燥、止血，临床可用于血虚萎黄、眩晕心悸、肌痿无力、心烦不眠、虚风内动、肺燥咳嗽、劳嗽咯血、吐血尿血、便血崩漏、妊娠胎漏。因此，阿胶远没有广告宣传中那么神奇，只是传统中药中一款非常普通的补血药而已。

既然是药，就是一把双刃剑，滥用就会出现副作用。虽然阿胶被列入药食两用的名单中，但也会有不良反应和禁忌证，并非人人都能服用。下列人群应慎用或不宜服用阿胶。

脾胃虚弱、消化不良者 阿胶其性滋腻，服用阿胶会影响脾胃的消化功能，产生食欲不振、脘腹胀满等症状，甚至导致恶心、呕吐。"碍胃"下是阿胶的第一大副作用，脾胃虚弱、消化不良者不宜服用。用于治疗脾虚胃弱、消化不良者的膏方，也不宜使用过多阿胶。

湿邪过重、大便溏泻者　阿胶补血滋阴，易助湿，体内湿邪过重的人（舌苔厚腻，无论白腻还是黄腻），不宜服用阿胶。《本草备要》指出："泻者忌用阿胶"，故湿壅脾虚、大便溏泻者也不宜服用阿胶。

小便赤黄、内热较重者　虽然阿胶味甘、性平，但是平素易口舌生疮、小便黄赤、舌苔发黄者，或内热较重（如心火偏盛、肝火偏旺）者，或阴虚有火者，服用阿胶后可能会出现牙龈肿痛、大便干结、虚不受补的情况。且阿胶越新，越易使人上火。

易过敏者、自身免疫性疾病患者　阿胶是一类明胶蛋白，具有抗原性，患荨麻疹等皮肤过敏性疾病和长期处于高敏状态的人服用后，很容易发生过敏。患有红斑狼疮等自身免疫性疾病的人，须谨慎使用，不宜多用、久用。

血瘀者　肤色晦暗、口唇暗淡、舌暗或有瘀点、舌下络脉紫暗或增粗、脉涩等血瘀患者不宜服用阿胶。

高血压、高脂血症、高尿酸血症、卒中患者　高血压、高脂血症、脂肪肝、高尿酸血症、痛风、慢性肾病、卒中（中风）等患者，均应慎服或忌服阿胶，也不宜服用含阿胶的膏方，以免加重病情。

此外，感冒、咳嗽、腹泻或月经来潮时，应停服阿胶，等病情痊愈或经停后再继续服用。

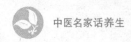

63

石斛，偏于生津而非补肾

石斛（烘干卷制的石斛称枫斗）味甘，性微寒，归胃、肺、肾经，有生津养胃、滋阴清热的功效，可用于治疗津亏阴虚所致的口干舌燥等症。比如：发热，热伤津液；生活不规律、熬夜、过度疲劳，耗伤阴津；过食干燥物品（如薏苡仁、炒货等），损伤津液，等等。

石斛生长缓慢，产量少，比较珍贵，故被视为"仙草"。很多人以为，常吃石斛可以补肾、增强体质、提高免疫力，常常用其炖汤喝或研粉吞服。其实，石斛的功效偏于生津，多用于津液不足之口干舌燥，少用于肾阴不足之腰膝酸痛、五心烦热等，并不是补肾要药，也难以达到强身健体之效。

中医所说的药性分五类：热、温、平、凉、寒。石斛性微寒，长期不当服用容易损伤脾胃。有些人将石斛研粉吞服，此方法虽简便，但更易伤肠胃。寒伤肠胃的表现多为腹泻，服用石斛后出现腹泻，就要慎重了。为了尽量减少副作用，可把石斛粉放入保温杯，沸水冲入，泡一小时左右，稀释后再饮用。

石斛若炖服，应小火慢炖 1~2 小时，然后喝汤。考虑到石斛的寒性，应分次服，避免过寒伤胃。石斛的有效成分不易被炖出，可以炖两次，炖第二次时，可以把石斛剪短一些，以便有效成分析出；为避免药材浪费，还可将炖过的石斛入口咀嚼，以嚼出其中的黏液。

64

三七，美容抗衰作用有限

三七味甘、微苦、性温，有止血、散血、定痛的作用。对于吐血、鼻出血、便血等，可以单味三七粉吞服，也可用三七配花蕊石、血余炭共研末服用，以加强止血不留瘀作用。

所谓散血，就是我们日常所说的活血化瘀。目前，导致人类死亡的疾病中，心脑血管疾病约占40%，而心脑血管疾病多与血瘀有关，三七是活血化瘀药物中的上品，作用强、疗效好，可用于心脑血管疾病的预防和治疗。

三七还可主治跌打损伤所致瘀滞肿痛，可用单味三七粉以黄酒送服，也可与乳香、没药、冰片等活血行气药同用。

性温和活血化瘀的功效，既是三七的特点，又是其使用中的注意点：其一，三七性温，热性体质者要慎用，如确有必要使用，可同时吃点降火的药物或食物，缓解三七的温性；其二，三七有活血作用，妇女在经期和孕期要慎用三七，以免出现副作用；其三，三七的活血作用可用于治疗和预防心脑血管疾病，但如果经中医辨证，没有血瘀的征象，则不能服用。

三七另有"生活熟补"之说。也就是说，要取活血作用，当用生三七；要取补益强壮身体作用，当用熟三七。至于一些广告称，三七能降"三高"、抗衰老、美容养颜、减肥减脂、预防癌症，纯属夸大宣传。

需要注意的是，三七有胃肠刺激作用，肠胃不好者应减量服用，增加服用次数、减少单次服用剂量，或在餐后服用。

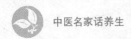

65

药酒，常见误区莫大意

随着秋冬进补季节的到来，中药药酒市场也开始红火起来。药酒这一古老独特的中医理念与应用方法，随着时代的发展而延绵数千年，如今已经被人们普遍接受，并已飞入寻常百姓家。但是，由于对药酒的中医理念与应用方法缺乏全面了解，加上不良商家广告宣传的误导，消费者稍不小心就容易陷入药酒的使用误区，直到出现不良反应才发现是误用药酒惹的祸。饮用药酒，尤其应注意避免以下三个误区。

误区 1：治疗性药酒与滋补性药酒不分

药酒通常分为治疗性药酒和滋补养生性药酒两类。虽然两者都是在酿造过程中加入中药材，但前者以治病疗疾为目的，主要用于治疗患者的病理状态，服用对象明确，服用方法有严格规定。而滋补养生性药酒（或称保健酒）主要用于调节机体的生理功能，以补虚强壮、扶正祛邪、抗衰益寿、保健强身为主要目的，多用于调节机体的生理功能，以满足养生需求。把药品当作保健品，是引起不良反应的主要原因。

误区 2：不分时令，空腹饮酒

饮用治疗性药酒，四季皆宜。但饮用滋补养生性药酒，则冬令时节为最佳时机。根据"天人相应"的观点，按四季"春生、夏长、秋收、冬藏"的特点，冬令时节是万物闭藏的季节，此时进补容易为人体所吸收和储藏。

通常情况下，不应在吃饭时饮用治疗性药酒，以免影响药效的发挥。滋补养生性药酒可以在就餐时佐膳饮用，进餐时或餐后饮用养生药酒，可减少酒精对胃黏膜的刺激，并使药性被迅速吸收，较快地发挥滋补作用。不宜空腹饮用药酒，以防发生意外。

误区 3：不分体质，"千人一方"

有人会在聚餐时拿出补酒与亲朋好友分享，这是不对的。选用药酒应因人而异。随所用药物的不同，药酒具有不同的功能，如滋补养生性药酒有益气、补血、滋阴、温阳等不同功效。选用养生药酒，不但要熟悉药酒的种类和性质，还要考虑自己的身体状况，根据年龄、性别、体质偏颇等选择不同功能的药酒。如：气虚体质者宜选用人参酒、参苓白术酒等；血虚体质者宜选用养荣酒、十全大补酒等；阴虚体质者宜选用枸杞酒、何首乌回春酒、黄精酒等；阳虚体质者宜选用鹿茸酒、参茸酒、仙灵脾酒等。因此，拿出药酒与他人共享，或将药酒作为礼品赠予他人，都是不恰当的。

总之，只有因人、因时制宜，合理使用药酒，才能避免药酒的副作用，发挥药酒的优点和特长。

验方有效

第六章

保健强身小验方

66

雾霾天"洗肺"验方

身处雾霾环境中的人们，希望能及时"清洗"掉肺部的污染物，减少对自身健康的影响。作为一个饮食大国，"坊间"的各种论坛、微博等很快兴起了各种关于的"洗肺"食物的讨论。事实上，食物首先进入我们的消化系统吸收转化，然后才作用于全身，当然不能像我们所期待的那样如"洗脸"般直接清洗我们的肺部，但是通过多种食物的合理搭配，利用其"药食两用"的特点，可以减轻雾霾对健康的负面影响。

雾霾刺激症状多，蔬菜坚果来帮忙

我们日常生活中的常见的瓜果素菜中，不少具有药用价值，能清除"雾霾"对于肺部的不良影响，如萝卜、牛蒡、杏仁、白果等能起到缓解呼吸道不适症状的作用。

五行蔬菜汤 取牛蒡 300 克，白萝卜 100 克，胡萝卜 100 克，萝卜叶子 50 克，与香菇少许一起煮汤。

萝卜是我们再熟悉不过的餐桌小菜，在北方常被称为"水萝卜"，具有降气化痰的功效，常被用来治疗咳嗽痰多、咽喉不利。牛蒡是一种源于中国的植物，南方人习惯用其叶子泡茶，泡出的茶汤色泽金黄、香味宜人，在中国台南被称为黄金牛蒡茶。牛蒡的根部是治疗咽炎、咳嗽的常用中药，具有祛风热、利咽消肿的功效，它也是常见的一道家常食材，煲汤、清炒均可。

止咳坚果　杏仁炒熟后甘香可口，有润肺、止咳的功效，对干咳有一定的疗效。白果即银杏，煮熟后颜色金黄，口感香糯。研究发现，白果的提取物有祛痰作用，对气管平滑肌有松弛作用，可起到平喘、化痰的功效。常食这两种坚果，可缓解呼吸道不适症状，尤其适用于慢性支气管炎、哮喘患者。

细菌病毒搭"雾霾顺风车"，花草佐餐防流感

颗粒物表面易吸附细菌、病毒，特别是在地铁、商场等人群聚集的地方，因此"雾霾"可能会加剧流感病毒的传播。

我们身边一些常见的植物，如鱼腥草、金银花等，可用于预防感冒。金银花和鱼腥草都具有清热解毒功效，研究证实它们对流感病毒有抑制作用。金银花茶、金银花露都是预防感冒保健饮品。鱼腥草的叶子及根部是四川、云南等地一道特色的风味凉菜，亦是一道保健菜。

其他清肺美食

莲子百合羹　莲子 15 克，干百合 15 克，鸡蛋 1 个，白糖适量。将莲子去芯，与百合同放在砂锅内，加适量清水，文火煮至莲子肉烂，再加入鸡蛋、白糖。鸡蛋煮熟后即可食用。可补益脾胃、润肺，宁心安神。

雪梨银耳汤　雪梨 1 只，水发银耳 30 克，贝母 5 克，白糖适量。将水发银耳去根、去杂质、洗净，撕成小片；将雪梨去皮、去籽，切成多块。

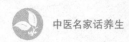

将银耳片、雪梨块、贝母、白糖同蒸 30~40 分钟，取出，即可装盘食。此汤滋阴清肺、消痰降火。

67

单方验方防疲劳

"疲劳综合征"现在已不是新名词，这种介于健康与疾病之间的阶段若不及时治疗，有继发相应实质性病变的可能。现代医学对此尚无明确有效的方法，而中医学以阴阳五行、脏腑经络、药性及方剂理论为基础进行辨证施治，取得了一定的疗效。

慢性疲劳综合征的特征有：持续性疲乏无力、精神萎靡、记忆力减退、思维混乱、头晕眼花、腰膝酸软、心悸气短、心烦少寐、手足不温、腹胀纳差、潮热盗汗等，临床检查无明显疾病。防治慢性疲劳综合征的验方中常见多种滋补中药，它们都具有调节免疫功能的作用。如人参、党参、黄芪、枸杞子、红枣，可促进白细胞数量增加；人参、白术、黄芪、茯苓等，能促进单核巨噬细胞系统的功能；党参、黄芪、白术等，则能增强体力和脑力。当然，根据中医的辨证原则，不同的疲劳表现应分别采用有针对性的验方进行调治。

独参汤　生晒参 10 克，冰糖 15 克。生晒参切片，放碗中，加入冰糖，加适量水，隔水炖 1 小时，连渣服下。每日 1 剂，连服 3~7 天。适于心气不足心悸、气短、脾气虚弱倦怠、肢软等气虚乏力。

若疲劳还伴有口渴、舌红等气阴两虚或暑热伤气、少气乏力者，可用西洋参 3~6 克，方法同上；或用西洋参片沸水浸泡，当茶饮服，并嚼片咽下。

若阴虚形寒肢冷而疲劳者，可用红参 6 克，方法同上。脾虚湿重苔腻者不宜用此方，高血压、中风、肝病、胃肠病患者皆当慎服参。

　　黄芪红枣汤　　黄芪 30 克，红枣 15 克。水煎 45 分钟，食枣饮汤。每日 1 剂，连服 1~2 周，或时时饮服。适于疲劳衰弱，或更兼自汗、盗汗、面色无华、面肢浮肿等气血两虚者。若湿热内盛、肝火上炎出现口渴、口苦、目赤、尿黄者，则不宜饮服。

68

消食减脂健康茶

山楂茶

　　制法：取山楂 30 克（鲜果切片或果干），枸杞子 9 克，甘草 6 克，冰糖 3 克（也可不放）。将山楂、枸杞子、甘草洗净，放入锅中，加水 500 毫升，煮沸 5 分钟，取汁加入冰糖，午饭、晚饭后各一杯，代茶饮用。

　　功效：山楂能消食健胃、行气散瘀，有舒张血管、降血脂等作用。枸杞子能滋补肝肾、明目润燥。两者合用，不仅可健脾消脂、补肝益肾，还有美容养颜、预防心脑血管疾病等作用。

　　提醒：山楂茶每日两杯即可，不可过量饮用，有耗伤胃气之弊，容易引起反胃、吐酸等症状。此外，山楂含糖量较高，常食可加重龋齿等牙病；因山楂活血之力较强，孕妇应忌食，以免诱发流产。

陈皮莱菔茶

　　制法：取陈皮 9 克，莱菔子 10 克，白糖 10 克（也可不放）。将莱菔

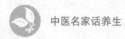

子洗净，陈皮洗净切丝或切成小块；放入炖锅内，加入 1 000 毫升水，炖煮 25 分钟，滤去莱菔子、陈皮，加入白糖后即可。每日午饭、晚饭后各一杯，代茶饮用。若腹胀严重，可适量多饮。

功效：陈皮具有理气和中、健脾和胃、燥湿化痰的功效，能有效缓解胃胀、胃痛等症状。莱菔子为萝卜的干燥成熟种子，能消食除胀，降气化痰。此茶尤其适合饮食停滞、脘腹胀痛兼痰壅喘咳者。

提醒：陈皮可燥湿化痰，体胖痰多者可经常服用。在健脾和胃方面，陈皮不仅可以消食减腻，也有增进食欲、改善厌食的功效。莱菔子行气消胀作用明显，经常食后腹胀者，可以用沸水冲泡，代茶饮。

麦芽茶

制法：取麦芽 30 克，冰糖 10 克。每次以 300 毫升沸水冲泡，盖焖 10 分钟，温服。每日 1 剂，每剂可冲泡 2~3 次。如症状严重，可不拘时温服。

功效：麦芽由麦仁发酵而成，能行气消食、健脾开胃、回乳消胀，尤其适合米、面等主食摄入过多之消化不良。因其作用温和，不伤脾胃，非常适合老人、小儿之食积腹泻。

提醒：因炮制方法不同，生麦芽长于健脾和胃，多用于脾虚食少；炒麦芽长于行气，多用于消化不良；焦麦芽长于化滞，多用于食积伴脘腹胀痛。大家可以根据自身症状，选用不同的麦芽。因麦芽有回乳作用，故哺乳期妇女不宜使用。

69

三款药膳促消斑

黄褐斑为一种面部色素沉着性皮肤病，多见于妊娠期妇女，或中年后男性。饮食方面，宜经常吃些清热、利湿、活血的食物，如荸荠、米仁、山药、金针菜等，忌辛辣、煎炸之品及烟酒。

丹栀薏米汤

组方：丹皮 10 克，栀子 10 克，薏米 30 克。

制作方法：丹皮、栀子先煎取汁，以汁煮薏米至酥软为度，加糖适量，连服 10 日为一疗程。

功用及适应范围：疏肝清热，活血利湿。促使斑色变淡或消失。

茯山绿豆粥

组方：茯苓粉、山药粉各 15 克，绿豆 20 克，粳米 60 克。

制作方法：将绿豆、粳米淘净煮粥，待粥熟加入茯苓及山药粉和匀煮熟即成。可加糖或佐菜淡服。

功用及适应范围：疏肝清热，养心安神。能安定情志，洁肤消斑。

黄瓜山药羹

组方：鲜黄瓜 100 克，鲜山药 100 克。

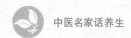

制作方法：黄瓜洗净留皮，切去二端少许，切条；鲜山药去皮，切条，加水同煮，待熟加糖适量，可作点心服食。

功用及适应范围：清热养阴，健脾补肾。常吃有助消斑。

清凉润燥五汁饮

五汁饮出自清代医著《温病条辨》，原方有梨、荸荠、鲜芦根、鲜麦冬、莲藕，均属甘寒清润之品，且都为鲜品，富含汁液，能起到较好的清热养阴、生津止渴、退热除烦的作用。因鲜麦冬微苦，口味不佳，可以不用。鲜芦根若不便购得，可以去中药店买干品。平素习惯煲汤的人可以加少量瘦肉以滋阴；也可以不加瘦肉，将原料直接煮水或榨汁服用。

方中芦根味甘性寒，可清泄肺胃热邪，生津除烦，解毒止呕。梨、荸荠、莲藕均为常见的蔬果，有清热化痰、生津润燥的作用，三者搭配功效加强。对于热邪或燥邪灼伤肺胃津液所致口渴心烦、肺热燥咳等症，这款汤的食疗效果较好。

原料：梨 1 个，荸荠 200 克，鲜芦根 50 克（干品分量减半），莲藕 200 克。

制法：将梨去皮，去核，切大块；荸荠洗净、去皮后，对半切开；芦根洗净，藕去皮、去节，切块备用。瘦肉洗净，切大块。将所有食材一同放入瓦煲内，加入适量清水，大火滚沸后改中小火煮 30~60 分钟，调味后即可食用。

适宜人群：热邪或燥邪伤津液所致烦热口渴、肺热燥咳、身热心烦等症。

功效：清热润燥，养阴生津。

71

养血和血四物汤

四物汤是补血调血常用方之一，主要针对有面色淡白或萎黄、头晕心悸、月经量少等症的血虚者。女子以"血"为本，每月月事来潮，正常月经量 30~50 毫升，可以算作一个少量失血的过程，故月经干净后可服用四物汤来补血和血、调补身体。四物汤中以补血养阴药搭配活血调经药，熟地黄滋阴养血，与香气独特、补血活血止痛的当归搭配，起到活血补血作用；成年女子调经以调肝为主，白芍养血柔肝，有曰"益女子血"；川芎是妇科常用活血调经药，具活血调经、祛风止痛之功。四物相配，既补又通，滋而不腻，温而不燥。

其实，根据不同症状、不同辨证，四物汤可以加减化裁出很多补益阴阳气血的方子。例如：兼见疲乏、气短明显者，可加黄芪、党参各 10 克，以起到补气益气以养血的作用；经期血块多且色深，兼有少许痛经者，可增加川芎、当归用量。

冬季养生讲究滋润、闭藏，四物汤是一个不错的选择。很多女生在冬天会出现手脚冰冷的情况，可能与有些女性为减肥而进行不健康、不合理的节食，导致能量、蛋白质、铁、维生素等缺乏有关；也可能与本身血气不足加上月经失血有关。因此，即使不是月经后，平素体虚、面色淡白或萎黄、唇色淡、秋冬手脚冰冷者，也可以考虑在此时煲四物汤来调理。

不过，有些人喝了四物汤后，会出现冒痘、咽痛鼻干等不适，可根据情况，适当调整汤剂药材用量，减少一些温性的当归、川芎用量，将甘温味厚、九蒸九晒滋补的熟地黄换成清热凉血、养阴生津的生地黄。也有人喝汤后，会出现大便次数增加、大便溏薄等症状，这是因为当归、熟地黄质润，具有通利大便的作用，可酌减此两味药量至 3~5 克。

虽然四物汤是女性的"良友"，但也并非所有人都适用，阴虚火旺、阴虚发热者不适宜。因汤中含有活血药物，孕妇不宜，如要使用，应听从中医师指导。

原料：熟地黄 10 克，川芎 3 克，当归 10 克，白芍 5 克，红枣 2 枚，龙眼 3 克。

制法：上述药材洗净，加水 1 500 毫升，中火煎煮 30~45 分钟，午、晚餐前温饮。

适宜人群：月经量少、瘀血腹痛、面色淡白或萎黄、头晕唇淡、手脚欠温者。

功效：补血和血，调经化瘀。

72

海带双荷茶，帮你度炎夏

在炎热的夏季，人们常因气温上升，出汗较多，引起心烦口渴，及时补充一些水分，的确很有必要。但是，光喝开水或饮料，虽然能够解渴，却无法消除心烦、头胀、胸闷等症状。

海带双荷茶是由三味很常见的中草药，即海带、荷叶和荷梗组成的混合物。具体做法如下：取海带、荷叶和荷梗各 300 克，用水洗干净后浸泡至软，切成丝状，用开水灼烫 4 分钟，捞出沥干水分，再用小火烘干，装瓶备用

（在烘干过程中，要不停地翻动，以使水分均匀减少）。饮用时，取20克放入杯中，用开水冲泡，加入适量的白糖即可；也可加入少许西洋参片同用，因为夏季出汗多，气常随汗而泄，而西洋参补气养阴，能加快体力恢复。

这张药茶方，具有良好的清热解暑功效。在夏天饮用，对消除疲劳、恢复体力非常有益。此方中，荷叶、荷梗性平味苦涩，具有清热化湿、行气利水、凉血止血的功效，常用于夏季感冒、泄泻、浮肿、出血等。用它们泡茶，还有一个好处，就是气味清香沁人，饮后有一种心旷神怡的感觉。海带性寒味咸，有软坚散结、行水镇咳的功效，常用于治疗甲状腺肿大、慢性支气管炎、血脂异常、高血压等。海带中富碘、钾、钙、铁、胡萝卜素等，可补充人体因出汗而损失的电解质和维生素。

海带双荷茶有清暑解热作用，任何人都可以服用，没有什么禁忌之处。现代药理学已经证实，荷叶浸剂能直接扩张血管，有一定的降血压作用；海带中的海带淀粉可降血脂，藻氨酸可镇咳、止血、降压，所含高碘又可提高甲状腺功能。因此，对于患有甲状腺功能不足、慢性支气管炎、高血压、血脂异常等患者来说，夏季饮用海带双荷茶，更为适宜。

73

甘麦大枣汤，养心又安神

甘麦大枣汤由小麦、大枣、甘草三味药组成。这是一帖十分古老的方剂，出自汉代医书《金匮要略》。书中说："妇人脏躁，喜悲伤欲哭，有如非己所作，数欠伸，甘麦大枣汤主之。"其中脏躁一词，系指因情志抑郁或思虑过度，导致心脾受损，内脏阴液不足，出现无故悲伤欲哭、情志不舒畅、精神恍惚、不能自主、周身疲惫、哈欠连连、心烦不得安眠、坐卧

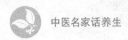

不安、头晕心慌心悸、便秘等情况。

因为甘草能缓急，小麦、大枣能养心安神，所以全方有养心安神、甘润缓急的功能，可用于妇女月经期紧张综合征及更年期综合征。男子若有类似情况也可服用。轻度头晕、失眠、心悸者，服用有效。有人用本方治疗小儿夜啼，效果不错。

原料：甘草 20 克，小麦 50 克，红枣 12 枚。

制法：将甘草放入砂锅内，加入清水 500 毫升，大火烧开后，改中小火煮至 200 毫升，去渣，取汁，备用。将红枣洗净，稍浸泡，与小麦一起放入砂锅内，加水适量，用慢火煮至小麦熟时加入甘草汁，再次煮沸后即可食用。宜空腹温热服。

适宜人群：心虚、肝郁引起的心神不宁、精神忧郁、情志烦乱、悲伤、失眠等症者。

功效：养心安神，和中缓急。

74

更年期调理，生脉枣杞乌鸡汤

生脉汤，又名生脉散，是我国有名的中药汤剂之一，在《医学启源》《丹溪心法》《症因脉治》等书中均有记载，原方主要由麦冬、人参、五味子构成，其中人参甘温，大补肺气而泻热，为君；麦门冬甘寒，补水清燥，为臣；北五味子酸温，可敛肺生津收气，助麦门冬复阴留阳，保元气稳固，津液内守，故为佐；一补、一清、一敛，三药合用，可补肺养阴，保阳气不脱，气充而脉复，故名"生脉汤"。

《医方集解》评价此方："人有将死脉绝者，服此能复生之，其功甚大。"

现代医学发现，麦冬可降低心肌的耗氧量，改善心肌的氧代谢，而五味子能使心脏舒张完全，对抗心律失常，调节内分泌，从而达到"养心滋阴"的效果，因此生脉汤在临床上常用于急性心肌梗死、心源性/中毒性休克等气阴两虚的疾病治疗，或者是缓解由暑热、温热、久咳伤肺导致的心悸、气短多汗、口干舌燥、脉细数等症状。

人参改用甘凉的西洋参，更适合体内阴液亏虚、水不制火的阴虚内热者，常见五心烦热、颧红盗汗、舌红少苔、脉虚等症状，多见于围绝经期（更年期）妇女或肺结核患者。同时，此方选用的乌骨鸡也有明显的养阴退热之效。西洋参、麦冬、五味子及乌骨鸡合用，共奏护阴复阳之功，再合用清甜甘补的红枣、枸杞子，有助于人体达到水火相济，阴阳平衡的状态，对更年期妇女或常年阴虚有热者有很好的功效。汗出多者，可适量加用黄芪，有敛汗之效。

原料：西洋参 20 克，麦冬 20 克，北五味子 10 克，乌骨鸡半只，红枣 3 粒，枸杞子十余粒，生姜 3 片，白酒少许（3~4 人份）。

制法：将乌骨鸡洗净，去毛、爪、内脏，切块备用；其他材料洗净后放入药袋中，与乌骨鸡一起置于瓦煲中，加清水适量，武火煮沸后转文火煲 1~1.5 小时，出煲前 20 分钟淋上少许白酒去腥。

适宜人群：更年期妇女、常年阴虚有热者。

功效：滋阴生津，复脉固元。

75

"家庭保健药箱"芦荟

芦荟的药用价值很多。如你的脸部皱纹较深较多，可用一汤匙纯芦荟

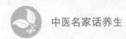

汁，与鸡蛋清一起倒入杯中调匀，每晚洗脸后，将其涂在脸上，并用手按摩。如果眼角鱼尾纹较深，可用纯芦荟汁一汤匙，加入鸡蛋黄调匀，用脱脂棉签蘸取涂敷眼角处，保持数分钟，使有效成分透皮吸收，再进行 10 分钟左右的按摩（用手掌或电按摩器）；每晚一次。用药时间根据皱纹的深浅、多少决定，一般 15~30 天即可见效。

对于因失眠或露天作业引起的脸部皮肤粗糙、干燥或皱纹增多者，可在每晚洗脸后，用软毛刷或脱脂棉签蘸芦荟汁涂于脸上，5 分钟后洗去，这样持续使用一个多月，可使面容改观。也可将芦荟汁加 3 倍水稀释调匀，加入中性洁面产品少许，溶化后用其洗脸。还可用蒸热的软毛巾洒上稀释的芦荟汁少许，在脸上热敷，此法具有润肤提亮之效。

冬天嘴唇干裂时，可用纯芦荟汁一汤匙，加蜂蜜一汤匙，放大杯中调匀，用脱脂棉签蘸少许涂于嘴唇，数分钟后洗去。其余的芦荟蜜置冰箱中保存，可用一周。

年轻人脸上常生暗疮，轻者可用芦荟汁混在中性洁面产品中洗脸，也可洗后涂上芦荟汁轻轻按摩；重者可用纱布蘸芦荟汁贴在患处，10 分钟后洗去。同时将芦荟汁、蜂蜜各一汤匙，滴少许柠檬汁，用开水冲至一茶杯饮服。此外，老年人脸上或身上的老年斑也可用此法消除。

服用芦荟对于治疗便秘，特别是顽固性便秘，是一种非常有效的方法。服用时采摘芦荟叶几片洗净，剪去叶边缘的刺，在煮开的水中浸泡 1~2 分钟，取出捣成芦荟浆，加等量蜂蜜调匀备用。每晚临睡前服一汤匙。如系顽固性便秘，则早晚各服一汤匙。一般服用 3 天后，就能排便顺畅。用芦荟治疗老年便秘无任何副作用。

76

荸荠爽脆来入药

荸荠，又名马蹄、地栗、乌芋等。冬春掘收为果，肉质细嫩，爽脆多汁，鲜甜可口。生食、熟食，晒干风干、去皮研粉皆可，还可用于疗疾。

支气管炎，咳嗽痰多　①荸荠 500 克绞汁，加少量水煮沸，入蜂蜜 500 克，冷却收膏。每服 2 匙，日服 2 次，温开水冲服。②荸荠、芦根、梨、藕各 500 克，榨汁，隔水蒸过。每服半小碗，日服 2~3 次，开水温服。

胃溃疡（湿热型，舌苔腻）　荸荠、红萝卜各 15 克，粳米 60 克，陈皮 6 克，加水煮粥，少入调味。日分 2 次服食。也可用于消化不良、食积停滞、食欲不振。

高血压　①荸荠 10 只，海带、玉米须各 25 克，水煎服。②荸荠、白萝卜各 250 克，榨汁，加蜂蜜 250 克调匀，隔水蒸过，代茶饮用。

动脉硬化　香橙 10 只（去皮）取汁，山楂肉 500 克加水煮烂取汁，二汁混合，入荸荠粉 250 克调匀成糊，加白糖或蜂蜜适量。每服 3 匙，日服 2 次，饭后温开水冲服。

慢性结膜炎　荸荠 250 克切片，猪胰 1 具切碎，蝉蜕 10 克，蛇蜕 6 克，清水炖汤。平肝清热，消炎退翳。

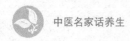

温胃养血用红枣

　　红枣甘甜味美，是深受欢迎的食品，也是隐藏在厨房里的好药材。中药学里将红枣归于补气药，其性味甘温，归脾胃经，有补中益气、养血安神等功效。在医圣张仲景的《伤寒论》中有一张利水消肿的名方，名唤"十枣汤"，就是要"先煮红枣肥者十个"，送服药物，以缓和药性，体现了"祛邪不伤正"的治病理念。中医方剂里也经常出现"与红枣同煎服"或"红枣汤送服"等煎药法。虽然枣通常不是"主角"，但却是"百搭"的药材和食材。

―――― 红枣 + 生姜，温里止痛

　　在中医方剂学里经常搭配使用红枣和生姜，比较典型的是出自《伤寒论》中治疗虚性腹痛、虚性发热的小建中汤，将生姜的温里与红枣的补脾相结合，共奏温胃益气，调和营卫之功。由于小建中汤治疗虚性疾病非常有效，后人又在此方基础上，发展出来治疗中焦虚寒的黄芪建中汤，及治疗产后腹痛的当归建中汤等。

　　姜枣茶　取红枣 10 枚，生姜 30 克，红糖适量。将生姜洗净、切片，红枣去核，加红糖和水，熬煮至姜枣变软即可。

　　功效：此茶有健脾和胃、理气止痛、温阳散寒、活血通经之效，可缓解各种虚寒性疼痛疾病，如胃痛、痛经、胃肠痉挛等，也适用于缓解虚寒性腹泻、慢性胃炎、营养不良性疾病等。

　　提醒：红糖可根据个人口味增减用量，有阴虚内热、出血性疾病、痰湿重者不宜服用。

红枣 + 小麦，养血安神

"男易伤气，女易耗血"，女子因为生理原因，尤其容易耗伤阴血，出现心烦、失眠、多梦等症状。甘麦大枣汤是一帖比较古老的中医方剂，出自汉代《金匮要略》，主治"妇人脏躁，喜悲伤欲哭"。"脏躁"指的是女性因情志不舒或思虑过度导致的悲伤抑郁、神疲乏力、心烦失眠等症状，以甘草、小麦、红枣三味合治，可养心安神。

红枣小米麦仁粥　取红枣 10 枚，麦仁一小把，莲子一小把，小米适量。将麦仁、莲子洗净后，浸泡 1 小时。小米淘洗干净，红枣剖开去核。所有食材一并放入锅中，注入适量清水，熬至粥成。

功效：益气养血安神，尤其适合妇女更年期出现心烦失眠等症，能起到安神助眠的效果。

提醒：红枣多吃可致消化不良，不可过量食用。红枣含糖量偏高，血糖高者应慎食。

78

生姜、干姜、炮姜，各有妙用

生姜——散寒止呕

姜是大家熟知的食材，除了作为食物、佐料，它也是厨房里的好中药。中药学将其归为温里药，有健胃消食、温通阳气、散寒化湿等功效。中医方剂里，生姜多数时候是作为辅佐药、药引子之类的"配角"，如"以姜汁炒""与生姜同煎服""用姜汁糊丸"等做法。生姜常用来调和药性，令

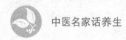

寒凉类药物不至于过凉伤阳，或使补益类药物不过于滋腻碍胃，有时也与解表药同用，以帮助宣发寒气。

生姜葱白红糖饮 取生姜 10 克，葱白 15 克，红糖适量。将生姜洗净，切片，入锅，加适量水，煎煮 10 分钟，加入切碎的葱白，再煮 2 沸，去渣取汁，加入红糖，待糖溶化即成。

功效：解表散寒，适用于风寒感冒初起，见畏寒怕风、鼻塞流清涕、身痛无汗者。

生姜汁 将新鲜生姜榨汁，取 3~10 滴温水冲服.

功效：化痰止呕，适用于恶心呕吐、咳嗽痰多等症。妊娠期妇女胃胀打嗝，也可在生姜汁中调和适量的槐花蜂蜜，缓缓喝下，有助消胀止呃，缓解恶心干呕等症状。

生姜性热，有经常口干、便秘、咯黄痰等火旺症状者不宜多食。此外，血压、血糖偏高，或痔疮发作、肝炎发作者也要避免多吃生姜。

生姜皮——利水消肿

除了生姜的块茎可入药，其表皮也可入药。生姜皮又称生姜衣，是取秋季的生姜，以竹刀刮取其外皮晒干而成。

许多中药表皮性质多与其里相反，生姜皮也不例外。《医林纂要·药性》载有"姜皮辛寒，凡皮多反本性，故寒。以皮达皮，辛则能行，故治水浮肿，去皮肤之风热。姜发汗，则姜皮止汗，且微寒也"。这段话详细说明了生姜性热可发汗，而生姜皮性寒可止汗的药用区别。除此之外，生姜皮还长于行水消肿，治疗水湿肿满。中医经典的治疗水肿代表方剂五皮饮中，就是利用生姜皮来和脾胃，降肺气，行水消肿。《江苏植药志》中记载，生姜皮可用来治疗脓肿创伤、皮肤癣症；《食疗本草》中则载有生姜皮细末用酒送服可助偏瘫患者恢复。

干姜——温里回阳

除了新鲜的生姜可入药外，经不同炮制法得到的姜也常出现在中药方剂里，如干姜、炮姜。

炮制类生姜一般选取冬季四川等地产的生姜。其中，干姜是由生姜洗净、切片、晒干或低温烘干而成，性味辛热，归脾、胃、心、肺经，有温中散寒、回阳通脉、温肺化饮之效，适用于寒性咳嗽气喘、脉象微弱、四肢冰冷、腹部冷痛、呕吐泄泻等病。比较具代表性的方剂如医圣张仲景的人参半夏丸，方中同时用到了干姜和生姜汁，以干姜为主，生姜汁为辅，充分利用姜的温中止呕、理气健脾的效力来治疗妊娠呕吐。另有重用干姜的治病方剂，如甘草干姜茯苓白术汤，此方利用干姜的辛热之性来温中祛寒，治疗寒湿腰痛。

炮姜——温经止血

炮姜是将干姜与热砂同炒，至表面鼓起，或炒至外表色黑、内呈棕褐色入药，因炮制方法不同，故药性功用也与干姜略有不同。在中药学中，干姜属于温里药，而炮姜属于止血药。

炮姜气香，味辛辣，性味苦、涩、温，归脾、肝经，能温经止血、温中止痛，适用于各种阳虚导致的出血性疾病，如崩漏、呕吐、吐血、胃出血、腹痛、腹泻等。除了常在止血的中药方剂中使用，炮姜也常单用以治他病，如药王孙思邈的《千金方》里载有"炮姜切片贴之"用以治疗虫蚁咬伤、"炮姜末10克水送服"治疗脾胃虚寒造成的腹泻等。

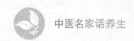

79

妙用橘皮，止咳健胃

橘子红时，轻轻剥开一只油亮橙黄的橘子，一股沁人心脾的香味便满溢于空气中，不禁使人神清气爽、食欲大开。令人可惜的是，许多人往往在食用橘子后将其外皮弃之不用。其实，橘皮气味清香，是一味不可多得的"宝物"，既可食用又能药用。

橘皮性温燥，味辛、苦，主要作用于肺、脾，具有理气健脾、燥湿化痰、开胃消食等多种功效。李时珍在《本草纲目》中对橘皮赞誉有加："橘皮，苦能泄能燥，辛能散，温能和。其治百病，总是取其理气燥湿之功。同补药则补，同泻药则泻，同升药则升，同降药则降。"橘皮临床应用广泛，但主要用于呼吸系统和消化系统疾病的保健和治疗。

理气和中调脾胃

脾胃可以消化、吸收、转运食物，化生为人体所需要的营养物质，被誉为"后天之本"。如因饮食不节，或寒热失调，或情绪抑郁等因素导致脾胃功能障碍或紊乱，可出现食欲不振、脘腹胀满，甚至胀痛、恶心呕吐或泄泻等症状。橘皮气味清香，味辛行散，具有显著的行气消胀、健脾开胃作用，是理气健脾的常用药。如果脾胃功能失调的程度较轻，单用橘皮就可见效。

制作：取新鲜橘皮适量，用温水浸泡、洗净或用沸水煮开后，置阳光下晾晒，注意橘白向外。完全晒干后，将其存放于密闭容器中，需要时取用。

验方：用于消食除胀时，可将橘皮与普洱茶同泡饮用；用于止呕止泻时，可与生姜配伍，煎汤服用；用于脾胃虚弱的不欲饮食、神疲乏力时，可将橘皮与鸭肉一起烹制，以开胃补虚。

燥湿化痰治咳嗽

咳嗽是临床上最为常见的症状，自古以来就有"咳嗽、咳嗽，医生的对头""名医不治咳"之说，可见咳嗽虽是小病，治疗却非常棘手。中医方剂中，橘皮是一味常用的止咳药，无论新咳还是久咳，急性还是慢性，有痰还是少痰、无痰，热咳还是寒咳，多数治疗咳嗽的方子中都有橘皮的身影，但从橘皮的药性特点而言，单用橘皮止咳最佳的还是寒痰咳嗽。

痰是引发或加重咳嗽的核心因素，止咳必治痰。痰的产生，中医有一句至理名言："脾为生痰之源，肺为储痰之器"，意即脾的功能失调是痰产生的源泉，而痰一旦形成影响最大最直接的就是肺，出现咳嗽、痰多等症状。因此，对痰的治疗，既要燥湿健脾，又要化痰止咳。橘皮味苦燥湿，归于脾经，能燥湿健脾，绝痰之源；归于肺经，性温散寒，能温肺化痰止咳。因此，橘皮化痰止咳可谓是标本兼治，程度轻者单用即显效。

制作及使用方法：新鲜橘子用温水浸泡洗净后擦干，将橘子放入热锅内不停翻炒，炒至橘皮微焦，橘子冒热气并伴有橘香味即可，关火待橘子放凉，剥皮后吃橘子。此法虽未直接食用橘皮，但经过炒制后，橘皮药性可有效渗透果肉，有止咳化痰之效。

气味清新除异味

冰箱长期使用后会有阵阵异味，许多人在吃完橘子后，会将橘皮清洗干净沥干，直接放入冰箱内，连续放置一周，可起到清除异味的作用。口臭等口腔异味的产生，主要是由于脾胃功能紊乱、消化不良所致。橘皮既能理气消食、调理脾胃，又能以其清香之气直接消除口腔异味，可达到标

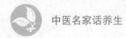

本兼治的效果。

制作及使用方法：新鲜橘皮洗净，沥干、阴干或晒干，泡水漱口，亦可饮用。

妙用西瓜皮，祛暑除痱

煎汤凉拌解暑热

夏季天气炎热，雨水充沛，湿热交蒸之下，不少人有"疰夏"症状，主要表现为倦怠嗜卧、烦闷口渴、食欲减退等。西瓜皮味甘淡，能生津止渴；性寒凉，可解暑清热；又兼具利尿作用，有助于湿热之邪从小便排出。由清代名医王孟英创制的王氏清暑益气汤，即以西瓜皮 30 克作为君药，配伍补气养阴的西洋参、石斛等，共奏清暑益气之功。

翠衣甜汤 取新鲜西瓜皮适量，将其最外层翠绿色部分切下，白色部分弃用。将切下的西瓜翠衣洗净并切成小丁，放于锅中，加水煮 15 分钟左右，去渣取汁，加入适量白糖调味，放凉后代茶饮。

凉拌西瓜皮 取新鲜西瓜皮适量，将外层绿色部分削掉弃用，留白色部分，切成细丝，放入沸水中焯软捞出，依据口味加入食盐、香醋、白糖、香油等调料拌匀，既美味可口，又能清热解暑。

各位"吃瓜群众"是否已经跃跃欲试了？需要提醒的是，西瓜及其瓜皮性质寒凉，即使在盛夏也不宜多食，以防损伤脾胃。平素中焦虚寒、肠胃敏感的人应当格外谨慎食用。

捣汁外敷除痱子

痱子是夏季常见病，多因暑热挟湿，蕴结肌肤，导致毛孔郁塞而发。除幼儿外，一些长期进行户外工作的成人也可发病，如交通警察、建筑工人等。西瓜皮外用可清热、除湿、解毒，适用于痱子症状较轻者。

除痱验方　取适量新鲜西瓜皮，切取其内层白色部分，洗净后捣汁。用温水洗净患处，将捣好的西瓜皮汁涂抹于长痱子部位，5~6 分钟后用温水洗净，每天 1~2 次。如使用后症状未减轻，请及时就医。

防治口疮西瓜霜

口疮多因肺胃热盛引起，常伴咽喉肿痛等症状。中医典籍中，滋阴派代表医家朱丹溪曾在其《丹溪心法》中有以"西瓜浆水徐徐饮之"治疗口疮的记载。后来，人们又将西瓜皮与芒硝同用，制成一种白色结晶状物，便是大名鼎鼎的"西瓜霜"了。西瓜皮与清热消肿的芒硝同用，可增强其清热解毒之力，多用于疮疡肿毒、口舌生疮、咽喉肿痛等，是中医喉科经久不衰的要方。

自制西瓜霜　取一个较生的西瓜，冲洗干净并擦干，在瓜蒂部切开一个小口，将瓜瓤挖净后装入中药芒硝。将切下的瓜皮盖好，密封放置于阴凉通风处，十余日后西瓜的外皮上会析出一层白色霜样物质，便是西瓜霜。用刷子刷下，装入瓶内，密封备用。生口疮时，可取适量涂于患处，每日 2~3 次。如使用后症状未缓解，请及时就医。

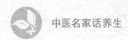

81

妙用玉米须，降糖利尿

玉米须的药用功效集中体现在"通利"上，最早记载玉米须作为药用的是《滇南本草》，指明其可以宽肠下气，治疗哺乳期妇女乳汁不通，乳房红肿疼痛，伴怕冷发热，头痛体倦。《岭南采药录》中记载其和猪肉同煎汤，可治消渴（糖尿病），又治"小便淋漓砂石，苦痛不可忍"。

——— 水肿黄疸可防治

利尿消肿　玉米须甘淡通利，性质平和，归于膀胱经，具有显著的通利小便、消除水肿作用，临床上常用于防治泌尿系统感染及结石，如膀胱炎、输尿管结石等。既可以单用煎汤，又可配伍金钱草、滑石、车前草等同用。玉米须还可用于多种肾病的治疗，如急慢性肾炎、肾盂肾炎、肾病综合征等，既能对症治疗以通利小便、消除水肿，又能通过利尿清除毒素、改善肾功能。

利湿退黄　中医认为，黄疸多因湿邪阻遏胆道，导致胆汁外溢而引发，治疗的关键在于祛除湿邪，最好的方法就是通利小便，有"治黄疸勿忘利小便"之说。因此，民间常用玉米须煎汤通利小便，使湿邪有去路，利于黄疸消退。

除上述功效外，玉米须的现代临床应用非常广泛。研究证实，玉米须具有较为显著的降血糖作用，也常被用于肥胖、高脂血症、高血压等的防治。玉米须本身虽没有降血脂、降血压作用，但临床研究发现，通过其利尿除湿作用，玉米须对过食肥甘厚腻的痰湿型肥胖及高脂血症患者有一定疗效，且可辅助治疗高血压，尤其是肾性高血压。

—— 用法禁忌要知晓

单用 单用玉米须，无论治疗何种病症，其方法基本一致。取干燥玉米须 30~60 克，加水 500~1 000 毫升，用文火煎煮 20~30 分钟即可，药液过滤后，每日作为茶饮频服（如鲜品则用量、水量加倍）。

药膳 含玉米须的药膳很多，因主治不同，配伍也各有差异。如前面提到的玉米须猪肉汤，取干玉米须 60 克（鲜品加倍），猪瘦肉 250 克切片，加水炖汤，并加适量盐调味，食肉喝汤，可辅助降血糖。另一则经典验方玉米须茅根茶，具有清热利尿通淋作用，主要用于症见小便淋漓不畅的泌尿系统感染性疾病。取干玉米须 30 克（鲜品加倍），白茅根 30 克，芦根 30 克，用 500~800 毫升冷水浸泡 30 分钟，煮沸后文火煎煮 15 分钟，作茶饮频服。

禁忌 一般而言，玉米须口感好，方便易得，可以长期服用，但在使用时仍当注意以下几点：多尿、小便控制困难的患者不宜多用；血糖偏低者慎用；腐烂的鲜品玉米须或生虫的干玉米须不可食用。

82

五香粉的养生之道

五香粉是中国传统的美味佐料，它的配料其实不固定，主要包括以下药材。

花椒 花椒是诸香之首，可直接用于菜肴的加工。它有温中、散寒、

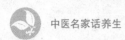

除湿、止痛、杀虫、解鱼腥毒的作用。入药时治疗胸腹冷痛、虫积腹痛等，可温暖脾胃、增进食欲、疏调脏腑。

八角茴香　俗称"大料"，是我国特产。它的主要功能是温阳、散寒、理气，用于中寒呃逆、寒疝腹痛、肾虚腰痛等的治疗。八角茴香所含的茴香油、树脂等，有特殊芳香，可减少鱼、肉的腥气味；可增进芳香，促进食欲和血液循环，并对痢疾杆菌、肺炎球菌等有一定抑制作用。

丁香　丁香有温中、暖肾、降逆的功用，是治疗呃逆、呕吐、反胃、泻痢、心腹冷痛等的良药。临床上常用于慢性消化不良、疝气、蛔虫等症。

肉桂　作为药用的肉桂，取肉桂的枝皮和树皮，气芳香、味甜辛、油性大，有补元阳、暖脾胃、除冷积、通血脉的作用，对不思饮食、霍乱呕吐、怯寒畏冷、阳衰不孕等有一定治疗作用。现代药理研究也证实了它良好的镇静、镇痛、解热、降压和杀菌等药效。

荜茇　荜茇以未成熟的果穗入药，有特殊的香气，味辛辣，以果穗肥大、质坚硬、味浓烈者为佳。它具有温中、散寒、下气、止痛之功，是治疗心腹冷痛、呕吐吞酸、肠鸣泄泻、鼻渊头痛等症的主要药物。

高良姜　高良姜以根茎入药物，气芳香、味辛辣，能温胃、祛风、散寒、行气、止痛，主治脾胃中寒、脘腹冷痛、呕吐泄泻、噫嗝反胃、瘴疟杂气等。

砂仁　砂仁为脾、胃经要药，能行气调中、和胃、醒神，对腹痛痞满、胃呆食滞、噫嗝呕吐、寒泻冷痢、妊娠胎动不安有确切疗效。

以上 7 种五香粉的常规配料，都有芳香走窜的特性。有时候，豆蔻、小茴香、陈皮等其他香味中药也会出现在五香粉中。大家可以根据个人喜好自由选择搭配，做出独家配方的五香粉。

五香粉配料中的芳香药物，均有芳香走窜的特性，均具辛温之性，且均与脾胃功能有关。它们或健脾温中，或助胃降逆，或促脾运化水湿，或和胃消化水谷，或散寒以除冷积。汇集诸多药物功能，共达开胃、健脾、消炎、利尿等作用。同时，脾胃功能健全了，全身各脏腑就能得到充足的养料，发挥各自作用。机体抵抗力增强了，病就害得少了。俗话说"常吃五香粉，少登医院门"，不无道理。

83

自制防暑驱蚊佳品

自制凉茶

竹叶清心茶 将淡竹叶 15 克，甘草 10 克洗净，加水 1 000 毫升，煎煮 10 分钟后，加入薄荷 3 克，煮沸片刻，过滤取汁，凉后代茶饮。有清心除烦、清解暑湿之效，适用于夏季暑热、口渴、烦躁、小便黄且少。

陈皮开胃茶 将陈皮切成小块，放入茶壶中，冲入沸水，盖焖 10 分钟，滤出残渣，放入适量白糖，稍凉后即可饮用。夏季常饮此茶，既能消暑解渴，又能理气化痰、健脾祛湿。如果食用过多油腻之品后，导致脾胃不适，也可喝杯陈皮茶进行调理。

桑菊明目茶 将桑叶、白菊花、甘草各 10 克洗净后，加水 1 000 毫升，煎煮 10 分钟，凉后即可饮用。不仅能预防和治疗夏季暑湿感冒，对肝火旺盛或用眼过度导致的双眼干涩也有很好的疗效。

自制香囊

驱蚊除湿香囊 将藿香、佩兰、苍术、白芷、细辛、陈皮、菖蒲、艾叶打成粉末，选用适量放入无纺布内袋，将内袋扎紧放入香囊，随身佩戴。

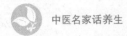

幼儿使用时，每种中药粉 1~3 克为宜，成人使用时，每种中药粉 3~5 克为宜，若放入太多，可能会引起不适感。

　　预防暑湿感冒香囊　将丁香、藿香、木香、荆芥、防风、柴胡、羌活、桂枝、黄芪打成粉末，选用适量放入无纺布内袋，将内袋扎紧放入香囊，随身佩戴。幼儿使用时，每种中药粉 1~3 克为宜，成人使用时，每种中药粉 3~5 克为宜。

—— 自制药枕

　　祛痰化湿药枕　将佩兰、黄芩、荷叶、藿香各 50~100 克，冲洗干净，晒干，打成绿豆大小的粗粉，装进小纱布袋里，作为枕芯放入枕套中。此药枕可以清热、消暑、除湿，对体胖痰湿体质者最为适宜。

　　安神助眠药枕　将夜交藤 200 克，合欢花 60 克，酸枣仁、柏子仁、五味子各 30 克，冲洗干净，晒干，打成绿豆大小的粗粉，装进小纱布袋里，作为枕芯放入枕套中。此药枕可以养心安神，缓解盛夏之时心烦不寐等证，经常使用能明显改善睡眠质量。

　　俗话说："戴个香囊袋，不怕五虫害。"将中草药放于香囊和药枕中，可以预防和治疗疾病。但是香囊和药枕中的药物只能使用一年，来年必须更换。夏季人体容易出汗，中药也容易发霉，滋生细菌。因此香囊和药枕应保持干燥，经常晾晒，防止霉变。此外，有过敏病史的人在自制香囊或药枕时应谨慎，先从小量用起，若发现不适，应立刻停用。

84

自制中药面膜

中医药美容强调"以内养外"，皮肤的润泽与脏腑功能有密切关系，全身气血调和则精神旺盛，体质强健，容颜娇美。许多中药内服可调气和血、保健疗疾，外用可改善皮肤状况。复方养颜效果虽好，但因糅合多味药材，炮制、配伍较为复杂，居家美容并不适合。介绍几味入药简便、温和安全的美颜中药，自制面膜外敷，可养颜怡情。

美白淡斑

白芷　可祛风止痒、淡斑润肤，适用于皮肤干燥，有轻微色斑者。

制作：将少许白芷磨成药粉，加温水、蜂蜜或牛奶调成稠糊状。敷脸20分钟后，清洗干净并涂抹护肤品。气候干燥时，可每日使用1次。

白芍　可养血补血，入肝、脾经，适用于血虚面色萎黄或有轻微色斑者。

制作：将少许白芍磨成药粉，加温水或牛奶调成稠糊状。敷脸20分钟后，清洗干净并涂抹护肤品。长期使用可有效改善面色晦暗、皮肤无光泽等皮肤状况。煲汤时加入白芍有补血调经之功，可双管齐下、内外同治。

除皱紧肤

白及　可收敛止血、消肿生肌、清热祛风。内服能治疗胃溃疡出血、便血、吐血、外伤出血等，外用可紧肤收敛、减少皱纹等，对防治痤疮也

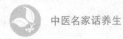

有一定功效。

制作：将少许白及磨成药粉，加温水、蜂蜜或牛奶调成稠糊状。敷脸 20 分钟后，清洗干净并涂抹护肤品。

人参　可大补元气、补肺益脾、生津安神。人参是传统名贵中药，所含人参皂苷有调整皮肤和延缓衰老的作用，常被用于护肤品中。人参活性物质还可改善血液循环与皮肤营养状态，抑制黑色素生成，使皮肤洁白光滑。

制作：将少许人参磨成药粉，加温水、蜂蜜或牛奶调成稠糊状。敷脸 20 分钟后，清洁干净并涂抹护肤品。也可经常将人参泡水做护肤水用。人参外用时，选用普通的或参须即可。人参偏热性，有青春痘、皮肤炎症、面部疱疹、皮肤过敏者不宜使用。

—— 注意事项

第一次自制面膜时，不可直接敷在面部，应首先在手臂内侧的皮肤试用。若试用 10 分钟后，无瘙痒、发红、刺痛等不适感，再使用于面部。若外敷中药面膜过程中有不适感，应立刻清洁干净，停止使用；若面部不适严重，应及时就医。

外敷中药面膜的时间通常为 20 分钟左右，可根据季节、气温、室内湿度情况适当调整时间。敏感皮肤或有皮肤疾患者，最好咨询皮肤科医生后再使用。

第七章

常见疾病小验方

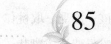

小儿反复感冒五验方

—— 玉屏风散

此方是治疗气虚自汗的代表方剂，因其独具防御风邪之功而得此美名，适用于反复感冒、体虚多汗的孩子。目前有更方便的剂型，如玉屏风冲剂，每次一包冲服，每日二次；或玉屏风口服液，每次一支，一日三次。

—— 清咽饮

反复感冒的孩子容易患慢性咽炎，经常咽部充血、又痛又痒、呛咳，此时可取：桑叶10克，玄参10克，麦冬10克，蝉蜕3克，胖大海10克，芦根30克，生甘草3克。上述药物每日一剂，煎汤代茶，频频饮服。如果孩子嫌苦味较重，可加入适量冰糖。

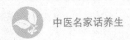

——— 米醋

这是一个流传甚广的民间验方，对预防感冒有较好作用。取米醋 250 毫升，加入冰糖 150 克，用小火烧烊后冷却。每次服一茶匙，每日 2 次，可长期服用。

——— 中药外敷

这种办法没有痛苦，易被小孩子接受。取桃仁、栀子各 10 克，丁香、肉桂各 5 克，众药研成细末，用鸡蛋清调成糊状。每晚取适量药糊铺在纱布上，用胶布固定于双侧足底的涌泉穴，次晨取下，连用 3 天。以后改为隔天一次，10 次为一疗程。

——— 耳穴贴压

取双耳的支气管、肺和脾穴，将 6 粒王不留行子或小绿豆分别置于 0.3 厘米见方的胶布中央，贴于耳穴上。每日按压耳穴 4 次，每次 1~2 分钟。夏季每 3 天、冬季每 7 天更换一次。

86

膳方治鼻渊

慢性鼻-鼻窦炎属中医学"鼻渊""脑漏"范畴，以鼻流浊涕、量多不止为主要特征。病因多为肺、脾胃、胆的功能失调，导致湿浊困阻鼻窍。

慢性鼻-鼻窦炎既有实证，也有虚证；既有热证，也有寒证。

实证者多为热证，一般病程较短，或为肺经风热，或为脾胃湿热，或为胆腑郁热。其中，风热之邪外袭，近期多有外感病史；脾胃湿热者，大多鼻涕黄稠而量多；胆腑郁热者，一般头痛较重，鼻涕黏稠而黄。

虚证者，一般病程长，缠绵难愈，以肺虚、脾虚为多。肺气虚寒者，鼻涕较为稀薄，鼻黏膜色淡；脾虚湿困者，鼻涕多黏稠色白而量多。

中医治病以辨证施治为基础，对同样西医诊断的慢性鼻 - 鼻窦炎，不同患者有不同的治则和处方。比如对肺经风热者，采用疏风散邪、宣肺通窍法，药用银翘散、桑菊饮等；对脾气虚弱者，采用健脾利湿、益气痛窍法，药用参苓白术散或托里消毒散加减。因此，患者一定要请中医师明确辨证后处方或购买相应的中成药。

中医药膳辅助治疗，同样也讲究辨证施膳，比如民间流行的鱼腥草药膳，只适用于鼻渊之热毒实证，虚证者不宜采用；而同理，辛夷花药膳，对热者不利，却是风寒证者的良药。以下试举几款常用药膳方。

鱼腥草饮

组方：新鲜鱼腥草 250~1 000 克（或干品 30~60 克）。

用法：捣汁饮服，或干品冷水浸泡 2 小时后，煎煮一沸，频频饮服。

功效：清热解毒，利湿排脓。适用于热毒壅盛之鼻渊头痛，舌红苔黄腻，脉滑数。

辛夷花粥

组方：辛夷花 10 克，粳米 100 克。

用法：将辛夷花择净，放入锅中，加清水适量，浸泡 5~10 分钟，水

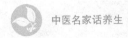
煎取汁，加粳米煮为稀粥。每日 1~2 剂，连服 2~3 天。

功效：散风寒，通鼻窍，适用于外感风寒所致的鼻窦炎，见鼻塞头痛、香臭不闻、浊涕长流。

—— 白扁豆粥

组方：白扁豆 30 克，党参 10 克，粳米 100 克。

用法：白扁豆、党参同煎 30 分钟，去渣取汁，加入粳米煮成稀粥。早、晚空腹食用。

功效：益气健脾，适用于脾气虚弱之慢性鼻窦炎。

—— 丝瓜藤猪肉汤

组方：丝瓜藤 25 克（新鲜者佳），瘦猪肉 50 克，盐适量。

用法：丝瓜藤洗净切断，猪肉洗净切块，下入锅内加水煮熟，加盐调味即可。每天吃一次，5 天为一疗程，可连服 1~3 个疗程。

功效：消炎解毒、通利鼻窍。适用于病程长而缠绵难愈的慢性鼻窦炎和萎缩性鼻炎。

87

春季护咽话药茶

春暖花开之际，气温变化大，空气中花粉含量高，许多人出现咽部不适症状：咽干、咽痛、异物感、喉咙痒、刺激性咳嗽。病情严重应去医院就诊，求助于医生；如果症状较轻，不妨试试护咽药茶，简便有效。

清热利咽茶

茶饮组方：防风5克，金银花6克，玄参6克，甘草3克，桔梗6克。

制法服法：先冲去中药饮片的浮尘，加入适量清水，烧开煮沸，去渣滤液。每次饮药茶1杯（250毫升），每天3~5杯。

功效主治：疏风清热，消肿利咽。适用于身热汗出、咽痛、咳嗽有黄痰等症状者。

注意事项：疗程一般2周为宜；咽痛伴畏寒无汗、咳痰清稀者禁用。

润肺利咽茶

茶饮组方：百合9克，石斛6克，麦冬9克，甘草3克，玄参3克。

制法服法：先冲去中药饮片的浮尘，加入适量清水，烧开煮沸，去渣滤液。每次饮药茶1杯（250毫升），每天3~5杯。

功效主治：养阴降火，润肺利咽。适用于咽干、干咳痰少等症状者。

注意事项：疗程一般1~2个月为宜。脾胃虚寒、大便稀溏者慎用。

益气利咽茶

茶饮组方：黄芪15克，白术9克，炙甘草6克，橘皮6克，柴胡3克。

制法服法：先冲去中药饮片的浮尘，加入适量清水，烧开煮沸，去渣滤液。每次饮药茶1杯（250毫升），每天3~5杯。

功效主治：健脾益气利咽。适用于咽喉不利或痰黏着感，口干不欲饮或喜热饮，乏力等症状者。

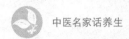

注意事项：疗程一般 1~2 个月为宜。

解郁利咽茶

茶饮组方：柴胡 3 克，薄荷 6 克，白芍 6 克，茯苓 6 克，甘草 6 克。

制法服法：先冲去中药饮片的浮尘，加入适量清水，烧开煮沸，去渣滤液。每次饮药茶 1 杯（250 毫升），每天 3~5 杯。

功效主治：疏肝理气，散结解郁。适用于心情郁闷烦躁，咽喉异物感，吞之不下，吐之不出者。

注意事项：疗程一般 1~2 个月为宜。

梅核气花茶

茶饮组方：绿萼梅 6 克，佛手花 6 克，合欢花 3 克，厚朴花 3 克，白菊花 3 克。

制法服法：沸水冲泡，代茶饮。每次 1 杯（300 毫升），每天 3~5 杯。

功效主治：理气利咽，散结除痰。适用于咽喉异物感，自觉喉间多痰，咳吐不爽，时轻时重者。

注意事项：疗程一般 1~2 个月为宜。

随着气温逐渐升高，人体代谢旺盛，成人每天需要摄入 2 升以上的水分。春天常喝护咽茶饮，既护咽，又正好补充了水分，有利于肝脏对各种有毒物质进行分解和代谢。养生护咽还要注重精神情绪的调理，保持心胸开阔，情绪乐观，以使肝气顺达，气血调畅。此外，还需要注意饮食有度，忌过食辛辣肥甘；注意颈部保暖，避免流感等呼吸系统疾病；增强体质，适当进行体育锻炼；戒除烟酒，保持良好生活方式。

88

秋果止咳小验方

秋冬季节呼吸道疾病高发，再加上近年来雾霾天频现，空气污染严重，咳嗽的人越来越多，尤其是体弱的老人、小孩，常常咳个不停。金秋硕果累累，不少水果可以预防和减轻咳嗽，不妨一试。

梨——润肺止咳

梨味甘性凉，其色白，入肺经，特别适合秋天食用，具有养阴生津、润肺止咳之效。

川贝炖雪梨 取梨1个，冰糖一勺（5~10克），川贝粉3克。

做法：将梨洗净，切开去核掏空，制成一个梨盅。把川贝粉、冰糖放入梨盅，用牙签将柄部复原固定，放入炖盅。在炖盅内加入150毫升白开水。蒸锅上汽后放入炖盅，盖上锅盖，隔水蒸30分钟，当用筷子可轻松扎透梨肉时即可出锅，吃梨喝汤。

功效解读：川贝母入肺、心经，能化痰止咳，清热散结，和梨一起蒸炖具有清热、化痰、止咳的功效。因川贝母味较苦，冰糖除了可以调味，也有一定清热效果。

注意事项：止咳效果以雪梨品质最优，香梨、鸭梨、砀山梨、贡梨也可。可在药店直接购买3克一袋的川贝母粉，省去自己研磨的麻烦。千万不要误买浙贝母，浙贝母重在清热，对咳嗽痰多的症状没有明显疗效。

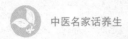

橘——化痰止咳

橘味甘酸，性温，入肺、胃经，具有开胃理气，止咳化痰的功效。橘成熟时剥取果皮，去掉橘皮内部白色部分后晒干，称为橘红。橘红味辛苦，性温，归肺、脾经，能散寒燥湿，利气消痰。

生姜橘红饮　取生姜、饴糖各 60 克，橘红 15 克。

做法：将生姜、橘红洗净，入炖盅。在炖盅内加入 500 毫升白开水。蒸锅上汽后放入炖盅，盖上锅盖，隔水蒸 30 分钟。当煎煮两药至半碗时，将饴糖烊化入内，分次取用。亦可多次炖煮代茶饮。

功效解读：生姜可发汗解表，温肺止咳，饴糖能补虚，与橘红同用，对风寒咳嗽痰多者效果明显。

注意事项：不可用鲜橘皮代替橘红，因其含挥发油较多，会刺激肠胃。陈皮也与橘红不同，它是整个橘皮入药，重在燥湿化痰和健脾。橘、生姜性温，多吃易"上火"，可出现口舌生疮、口干舌燥、咽喉干痛、大便秘结等症状，不宜多用。干咳及咳嗽痰黄者不适合用本验方。

柚子——清热止咳

柚子味甘酸，性凉，具有理气化痰、润肺清肠的功效。对慢性支气管炎、咳嗽痰多气喘者有较好效果。此外，对阴虚体弱，如消化不良、口干、手足心热，亦有很好的作用。

柚子百合饮　取百合 100 克，柚子 150 克，白糖 100 克。

做法：将百合洗净，剥开备用。将柚子剥去外皮，剥出柚肉备用。锅中注入 500 毫升清水，再放入柚肉、百合、白糖，小火煮 1~2 小时，全部变软即可。去渣留汁，温热时食用，可分多次食用。

功效解读：百合润肺，白糖清热，与柚子同煮有化痰下气、润肺平喘的功效，可用于各种热性咳喘。

注意事项：柚子性凉易滑肠，常腹泻及气虚体弱之人不宜多食。

柿子——收涩止咳

柿子味甘涩，性寒，有清热润肺、化痰镇咳之效。

姜丝柿饼　取柿饼1个，去皮生姜5克。

做法：将柿饼切成两半，生姜切成细丝夹在柿饼内。将姜丝柿饼放于电饼铛内，以文火焙熟，温热时食用。若不喜欢吃姜，也可将姜丝取出，只吃柿饼。

功效解读：柿子润肺止咳，生姜性温，与柿子同用，可制其寒性。老人、儿童亦可食之。

注意事项：柿子能妨碍人体对食物中铁质的吸收，所以贫血的人应少吃柿子。柿子不宜空腹食用，也不宜同蟹、鱼、虾等同食，以免形成胃柿石。

89

"老慢支"的健身零食

老年慢性支气管炎是秋冬季的多发病，常在气候寒冷时加重。中医认为"脾为生痰之源，肺为储痰之器""久病及肾"，老年慢性支气管炎多与肺脾两虚、肾气不足有关。萝卜、甜杏仁、百合有化痰、平喘、润肺之效，"老慢支"患者冬季经常食用，能减轻咳嗽、痰多的症状，提高生活质量。

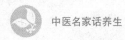

蜂蜜萝卜丝

做法：取白萝卜一个（约 250 克），洗净，切成细丝，加入蜂蜜适量，加水熬煮 30 分钟，即可食用。

功效：萝卜素有"小人参"的美称，其性凉，味辛甘，入肺、胃经，能消积滞、化痰热、下气、宽中、止咳化痰、通便，尤其适合痰多、食欲不佳的"老慢支"患者。

注意事项：萝卜性味寒凉，有些地区习惯用生白萝卜汁缓解咳嗽症状，主要适用于肺热咳嗽，"老慢支"患者大多久病体虚，怕冷、脾胃虚寒者不宜生食白萝卜。

杏仁糯米粥

做法：取甜杏仁一把（约 10 克），糯米 20 克，冰糖适量，加水小火慢炖 2 小时，粥成后即可食用。

功效：甜杏仁味甘、性平，归肺、大肠经。有润肺祛痰、止咳平喘、润肠通便等功效，尤其适合肺虚久咳、长燥便秘的"老慢支"患者。

注意事项：甜杏仁即南杏仁，偏于滋润，常用于肺虚咳嗽；苦杏仁即北杏仁，降气平喘之效更强，但有小毒，不宜久服，且影响口感，不可误用。

百合雪梨汤

做法：取百合 15 克，雪梨 1 个（切片），加水小火慢炖，待雪梨烂熟后，加入适量冰糖或蜂蜜，即可食用。

功效：百合味甘，性微苦、微寒，归心、肺经，具有养阴润肺、清心安神的功效，尤其适合阴虚燥咳、夜寐不安的"老慢支"患者。

注意事项：百合性寒，风寒外感或平日大便不成形者，不宜多服。

"老慢支"患者宜多饮水，饮食清淡，忌食生冷、味咸、腥发、肥腻、辛辣、刺激性食物，可以多吃莲子、柑橘、核桃、莲藕、白菜等食物。除了饮食调养之外，患者还应戒烟禁酒，在冬季流感高发之时，尽量避免去人多的公共场所，以免感冒，加重病情。

90

脾胃不适，山楂化滞汤

　　山楂化滞汤出自《全国重要成药处方集》里的山楂化滞丸。丸剂的优势是服用方便，较平和，作用慢而持久。但是，山楂化滞丸中山楂的用量达30克，还添加了口感不太好的神曲，因每次服用量少，且添加了蜂蜜，故能掩盖药物的气味。

　　现将丸剂改为汤剂，将山楂用量减至10克，且不加神曲，不仅改善口感，起效也会比丸剂快。虽然改良方比原方减少了药物种类和剂量，但每次服用量比丸剂多。此外，在原方中增加莲子、薏苡仁、扁豆、芡实，加强健脾祛湿功效；再将方中的薏苡仁改为炒薏苡仁（炒薏米），改变了薏苡仁微寒的性味，适合更多人食用，特别是天气较冷时，用炒薏苡仁比生薏苡仁更适合。居家也可自制炒薏苡仁，具体做法是：先准备一口炒锅，不加油，不加水，开大火烧热炒锅，将生薏苡仁放入炒锅中干煸，此时可转小火，炒至薏苡仁微黄即可。一次可以多炒一些，炒完后放入玻璃罐中储存。方中的莲子不仅有补脾作用，还能补肾养心。夜尿频繁、睡眠质量不佳者，用莲子煲汤是不错的选择。莲子不去心为佳，如果怕苦，可以不吃莲子心。

　　此汤不仅可用于消食，还可用作儿童的日常保健汤水。儿童的生理特

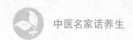

点是"三不足两有余"：脾常不足，肾常不足，肺常不足，肝常有余，心常有余。"四季脾旺不受邪"，调整中焦脾土是最重要的。儿童不知饥饱，有时光顾玩耍而不吃饭，有时吃多了喜欢的食物而不自知，都易损伤脾胃。家长可以常给孩子煲这种健脾消食兼有祛湿功效的汤，帮助孩子健运脾胃。

原料：山楂干 10 克，麦芽 10 克，莲子 10 克，炒薏苡仁 30 克，炒扁豆 30 克，干芡实 15 克，瘦肉 200 克。

制法：洗净所有药材。瘦肉切块，焯水备用。将备好的材料放入汤煲中，加水约 2 000 毫升，大火煮开后 15 分钟转小火，煲 45 分钟至 1 小时，加盐调味即可。

适宜人群：饮食过量引起腹部胀满、消化不良者。

功效：消食化滞。

91

不同的腹泻，不同的验方

如果想要用中医验方治疗腹泻，首先要学会区分自己属于哪一种证型，对症治疗，效果才会更好。

寒湿泻　大便清稀，甚至像水一样；有些腹痛，但不严重；肠鸣较明显，舌苔白腻，脉绵软无力。患者可在药店购买中成药藿香正气水，用温开水服下，也可购买中药饮片（藿香、茯苓、陈皮、厚朴、紫苏、甘草各 9 克），自己熬制藿香正气汤，水煎服，一日两次。

虚寒泻　肠子咕咕作响，头晕目眩，有时泻浠水，这是胃肠虚弱的表现，用桂圆 100 克，食肉后可食一小部分壳。桂圆肉有强心、健胃、补虚的作用，壳有涩肠止泻的作用。大便腥臭且稀，时有腹痛，腹部冰凉，喜暖喜按，偶有肠鸣，舌苔发白，脉沉弱无力。患者可在药店购买中成药附子理中丸，用温开水服下，也可购买中药饮片（人参、白术、炙甘草、干姜各9克），自己熬制理中汤，水煎服，一日两次。

脾虚泻　腹泻经常反复发作，大便有时会黏在马桶上，有时清稀得像水一样。吃油腻食物后便次增多，食欲不振，时有腹痛，面色萎黄。患者可在药店购买中成药补脾益肠丸或人参归脾丸，用温开水服下，也可购买中药饮片（人参、白术、茯苓、黄芪、山药、薏苡仁、莲子肉各9克），自己熬制四君子汤，水煎服，一日两次。

肾虚泻　清晨5~6时腹泻明显，伴肠鸣、腹痛，便后腹痛可缓解。平时可见腹胀、腰酸腰痛、四肢无力、怕冷，舌淡白，脉沉细无力。患者可在药店购买中成药四神丸和附子理中丸，用温开水服下，也可购买中药饮片（补骨脂、吴茱萸、肉豆蔻、五味子、干姜、人参、白术各9克），自己熬制四神汤合理中汤，水煎服，一日两次。这种类型的腹泻，需要坚持服中药一段时间，才能看到效果。

伤食泻　稍稍多吃一点就拉肚子，这是脾胃不健、消化不良的表现。用白扁豆炒食或煮食，可健助消化、化湿止泻。腹痛、腹泻严重，泻下腐臭或不消化的食物，患者可在药店购买中成药保和丸、大山楂丸、健胃消食片或消积口服液，用温水服下，也可购买中药饮片（茯苓、半夏、陈皮、连翘、莱菔子、山楂各9克），自己熬制保和汤，水煎服，一日两次。

如果腹泻症状未缓解，请及时就医。若腹泻严重，可以适当补液，以防脱水。幼儿腹泻后更需要补充水分，宜吃一些稀软、易消化、有营养的食物，如鸡蛋羹、麦片粥、米粥、面条等。另外，山药、芡实、陈皮等药食两用之品，有健脾涩肠之效，用来煮粥，对防治腹泻有很好疗效。

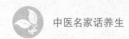
92

试试安睡小偏方

做一个荞麦皮枕头

把优质半球状荞麦皮作为枕头的主要填充物，取金银花、野菊花、玫瑰花、夏枯草、龙胆草各 25 克，连翘、合欢皮、陈皮、木香、甘草各 15 克。全部中药烘干，共研成粗末，用两层纱布扁平小袋包装，置荞麦皮枕心中，睡眠时作枕头用。中药袋三个月换 1 次。这些中药藉头部自然重压及体温作用，其有效成分缓慢释放，通过渗透、呼吸等方式进入经络血脉，从而起到良好的清火、宽胸、安神的治疗作用。同时，荞麦皮空壳呈半球状，随着头部运动在枕芯内滚动，可对头皮及头部穴位起到持续按摩作用，有助于失眠患者的健脑安睡。

烧一碗核桃枣红小米粥

准备核桃仁 30 克，酸枣仁 30 克，蜂蜜 20 克，小米 100 克。先把核桃仁、酸枣仁研为细末备用，将小米加清水适量煮粥，候粥将熟，把核桃仁末、酸枣仁末加入其中，搅匀稍煮一二沸即成。可作早晚餐，食时可加蜂蜜调味。本粥具有宁心补脾、健脑安神的功效，适用于失眠多梦、纳食不香、大便干燥者。

煎服花生叶

取鲜花生叶 250 克，洗净，加入清水适量煎煮，睡前服用。若无新鲜的花生叶，用干叶也行，取干花生叶 30 克，研末，睡前吞服。也可取花生的茎尖煎服。取鲜花生茎尖 30 克，用沸水 150 毫升冲泡，每天睡前一小时服用，一般二三日即可见效。名老中医王翘楚认为，废弃的花生叶其实是一种安全有效的天然助睡药。花生叶具有养血宁志的功效，能帮助患者加快入睡，提高睡眠质量。因为花生叶"昼开夜合"的生物特性与人类"日出而作，日落而息"的昼夜作息规律同步，可能含有某种类似人体内"睡眠肽"之类的促睡眠药物成分。经过临床观察和药理实验，结果也表明花生叶确有良好的镇静安神作用。

喝一杯灵芝枸杞远志酒

准备灵芝 25 克，枸杞子 35 克，远志 10 克，白酒 500 毫升。将药洗净、晾干、轧碎，用白酒浸泡在酒坛内，密封坛盖，不时地摇动。一周后即可饮用。每晚酌情温服一小杯，对顽固性失眠有效。

冲泡青紫苏叶

将青紫苏叶洗净后擦干，放通风阴凉处晾干，干透后搓碎，放入茶叶筒中保存。睡前取紫苏叶适量放入茶杯，注入开水，浸泡片刻，饮用。可治疗顽固性失眠。

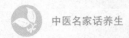

93

肾脏病中医食疗验方

"三分治，七分养"对肾脏病的康复尤为重要。在医治肾脏病过程中，配合中医食疗方，效果更为显著。

黄芪白术粥

组方：黄芪 30 克，炒白术 10 克，鸡内金（细粉）10 克，糯米 50 克。

用法：先用 1 000 毫升的水煮黄芪、白术 40 分钟，去渣，再入鸡内金、糯米，煮熟成粥，作一日量，分 2 次食用。

适应证：慢性肾炎蛋白尿。

藕节茅根茶

组方：藕节 100 克，白茅根 100 克。

用法：将藕节、白茅根洗净，加水约 2 000 毫升，煎煮 30 分钟，去渣，汁当茶饮，一日用完。

适应证：肾炎血尿。

桑椹枸杞膏

组方：桑椹 500 克，枸杞子 500 克，当归 500 克，蜂蜜 250 克。

用法：将桑椹、枸杞子、当归洗净，加水适量煎煮 40 分钟，滤液，再加水煎 40 分钟，滤液。合并两次滤液再小火煎熬浓缩至较稠时，加蜂蜜，至沸停火，待冷，装瓶备用，每次 2 匙，以沸水冲化饮用，每日 3~4 次。

适应证：肾性贫血。

94

阳痿患者补肾药膳

中国有一个古方叫"秃鸡散"，能治疗男子五劳七伤、阳痿不起。相传隋朝有个蜀郡太守吕敬，已有 70 岁，服了秃鸡散后，还生了 3 个儿子。一次太守夫人把药倒在庭院中，雄鸡食之，即赶上雌鸡，喙雌鸡冠，使雌鸡冠秃，因而得名"秃鸡散"。原来秃鸡散方药中有补肾壮阳之药，如肉苁蓉、菟丝子、蛇床子、五味子、远志等，是提高性欲、治疗阳痿的良药。

这个故事尽管夸张，不过我们老祖宗确实给后人留下了很多宝贵的验方效药。这些方药与饮食疗法结合起来，可谓美食疗疾两不误。

清蒸虾仁童子鸡　童子鸡去内脏。取虾仁 30 克，加葱、姜、料酒、盐适量，塞入鸡腹内。上笼蒸透即可食用。

大蒜拌羊肉　羊肉 250 克，煮烂，大蒜 15 克，捣成泥状。然后将蒜泥、盐、辣酱油和熟油适量，与羊肉充分拌匀，即可食用。

海参羊肉汤　海参 250 克，羊肉 250 克，洗净后加水煨炖烂酥，加生姜、盐再炖片刻，即可食肉喝汤。每周 2 次。

韭菜炒鳝丝　鳝鱼 250 克，韭菜 250 克，放入油中用大火炒透，再加入盐、料酒用小火煮熟。补力甚厚，能提高性欲、治疗阳痿。

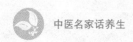

95

骨质增生外治方

　　骨质增生是最为常见关节病，全身所有的关节均可发生，主要发生在颈、腰、髋、膝、手、足等关节，发病率随年龄增长而上升，60 岁以上的老人大部分有骨质增生症。主要表现为关节疼痛、肿胀、功能受限，甚至关节变形。中医主要认为其主要病机为年老体衰，肝肾亏损，精血不足，气血失和或兼受风寒湿邪内侵，痰瘀凝滞，局部筋骨失养，经脉不畅所致。治疗时既要重视补肝脾肾，又要通经活络。可用中药内服补益肝脾肾以治本，中药外用通经活络以治标。魏氏伤科是上海伤科八大家之一，有一些自制的外用药验方，适用于骨质增生各种不同情况，可以配合中药内服，或者单独适用，有不错的疗效，大家不妨一试。

消肿散

　　组方：芙蓉叶（去梗筋用）100 克，红赤豆 100 克，麦硝粉 150 克。

　　用法：上药共研细末，用蜂蜜和冷开水调和，敷贴患处。

　　功效：活血、消肿、清热、止痛。适用于骨质增生症急性发作。

四肢洗方

　　组方：桑桂枝 9 克，淫羊藿 12 克，川红花 6 克，川牛膝 12 克，川萆薢 9 克，伸筋草 9 克，透骨草 12 克，乳香 9 克，没药 9 克，川木瓜 6 克，川羌活 9 克，大独活 12 克，落得打 9 克，川当归 9 克，补骨脂 9 克。

用法：煎水熏洗，每日 2~3 次。

功效：通利关节，温筋通络，活血祛风。适用于四肢腕踝手足关节骨质增生慢性期，骨节肿胀疼痛，关节动作不利。

蒸敷方

组方：全当归 30 克，川桂枝 30 克，川红花 30 克，扦扦活 30 克，五加皮 60 克，路路通 30 克，虎杖根 60 克，络石藤 60 克，川羌活 30 克。

功效：活血、祛风、通络、逐痹、止痛。

用法：上药共研为细末，装入布袋中，袋口缝合，将药袋置于锅内隔水蒸热，热敷患处。药袋温度较高时为防止烫伤皮肤，可在药袋外包裹拧干的湿毛巾 1~2 条，待药袋温度降低后，可去除毛巾，直接热敷患处皮肤。每剂药可连续用 2~3 天，每天用 1~2 次。

适用情况：颈腰椎退变引起的疼痛酸麻等症。

熨药方

组方：荆芥、防风各 60 克，海桐皮 30 克，全当归 60 克，羌活、独活各 30 克，汉防己 30 克，乳香炭、没药炭各 30 克，桑枝、桂枝各 30 克，生香附 60 克，川断条 30 克。

制法：上列药味，共研为末，共为一包。放在铁锅中，锅中先放醋（或者黄酒）少许，与药一同炒热。炒时须注意不可将药炒焦，一则药力要差，二则恐引起燃烧。药粉炒热后，装入预置的一个布袋内，放在患处热熨。每一包药可用三天左右，每天热熨 2~3 次，每次须半小时以上。

功效：祛风散寒，舒筋活血，通络止痛。

适用情况：风寒湿阻，腰胯寒冷，酸痛无力者。

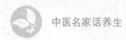
外搽药酒

组方：伸筋草 15 克，透骨草 12 克，老紫草 9 克，当归 9 克，红花 9 克，茯苓 9 克，泽泻 6 克，防风 9 克，路路通 12 克，海桐皮 12 克，老鹳草 12 克。

制法：上列药味，白酒 3 斤，同药浸泡，10 天后可用，外搽患处。喜饮酒者也可同时服用，每日 2 次，每次 15~20 毫升。

功效：舒筋活络，活血祛风。

适用情况：四肢关节酸楚，僵硬，阴雨天明显者。

96

验方妙法防治痛风

痛风是尿酸盐结晶沉积于关节内引起的急性关节炎，主要是由嘌呤代谢紊乱或尿酸排泄减少所致的高尿酸血症引起的。痛风如果症状严重，应该到医院就诊。如果症状较轻，不妨试一试中医小验方，简便有效。

急性发作期

白萝卜汁　取红皮白萝卜 500 克，蜂蜜 10 毫升。

制法用法：白萝卜切块，放于榨汁机内，汁成后调入蜂蜜饮用。萝卜泥可用来外敷患处，内外同治。

功效主治：清热化痰，消肿止痛。

注意事项：红肿疼痛减轻即停止食用，不可久服。

硝黄散　取芒硝 150 克，大黄 60 克，栀子 60 克，桃仁 30 克，三七 15 克，红花 15 克，冰片 5 克。

功效主治：清热消肿，活血止痛。

制法用法：以上药味研磨成粉，以适量蜂蜜调和成糊状，外敷患处，用纱布缚一层裹好，每 8 小时换药 1 次。

注意事项：发生皮肤过敏者，可缩短敷药时间，或立即停药。

——— 慢性缓解期

赤豆苡仁粥　取薏苡仁、赤小豆各 60 克，冰糖 10 克。

制法用法：将薏苡仁、赤小豆洗净，加入适量清水，小火煮 1 小时，至薏苡仁、赤小豆熟烂时加入冰糖即可。每日晨起服 1 次。

功效主治：健脾化湿利尿。薏苡仁、赤小豆有利水祛湿的作用，可促进尿酸排泄。适用于痛风发作间歇期。

注意事项：关节红肿疼痛明显，或者关节变形者不宜使用。

四藤洗方　取络石藤 20 克，忍冬藤 20 克，鸡血藤 20 克，海风藤 20 克，土茯苓 20 克，桑枝 10 克。

制法用法：以上药味放入布袋包，加入适量清水，没过药包，煎水趁热外洗患处。

功效主治：清热活血，通络止痛。适用于慢性痛风关节炎，关节酸痛不适，反复发作者。

注意事项：有皮肤破溃者不宜使用。

嘌呤摄入过高或尿酸排出过低是痛风的主要病因，因此饮食控制至关重要。痛风患者应坚持低嘌呤饮食，多吃素食、牛奶、蛋类以及胶质类食物等；减少高嘌呤饮食的摄入，如各种豆制品、动物内脏、肉类、鱼类及海鲜等。同时，应多饮水，每日饮水量应不低于 2 000 毫升，以促进尿酸排泄。

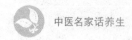

97

中医小验方，自制止痒药

　　瘙痒是一种常见的皮肤症状，很多疾病如皮炎、湿疹、荨麻疹等，都会伴有或轻或重的瘙痒症状。古人戏称"痒为美疾，以其搔爬有趣，且与身命无伤也。"然而现实中，为剧烈瘙痒所苦的人们却是"忍痛易，忍痒难"。瘙痒一旦发作，往往是越痒越想搔，越搔越发痒，如此形成恶性循环。久而久之，红斑、丘疹等皮肤损害越来越重，甚至出现皮肤糜烂、滋水淋漓、皮肤增厚，更有甚者可能引发焦虑、抑郁等心理问题，严重影响患者的生活质量。当然，病情严重的时候，应该去医院就诊求助于医生；如果症状较轻，不妨试试中医小验方，简便有效。

三石水——瘙痒伴糜烂滋水

　　组方：炉甘石 90 克，滑石 90 克，赤石脂 90 克，冰片 9 克，甘油 150 毫升。

　　制法：将炉甘石、滑石、赤石脂、冰片研末，加入蒸馏水 1 000 毫升，最后加入甘油，配制成药水。

　　用法：用时摇匀，涂于患处，每日早晚各 1 次。

　　注意事项：皮损渗出量多、破溃明显，以及皮肤干燥、脱屑者不宜使用。

竹黄洗方——瘙痒伴皮肤干燥脱屑

　　组方：生甘草 30 克，蛇床子 30 克，玉竹 30 克，黄精 30 克。

制法：以上中药水煎两次，去渣滤液和匀，浓缩成 200 毫升，装瓶备用。

用法：涂于皮肤瘙痒部位，每日 2~3 次。

注意事项：皮损有渗出、破溃者不宜使用。

三黄洗方——瘙痒伴红斑丘疹

组方：黄芩、生地黄、黄柏各 30 克，地肤子、白鲜皮、蝉蜕、赤芍各 20 克。

制法：以上中药加入适量清水，浸泡 30 分钟后，先起大火煮沸，后小火煎煮 30 分钟，去渣滤液备用。

用法：待药温适宜时淋洗 10~15 分钟，每日 1 次，1 剂可洗 2 次。

注意事项：皮肤肥厚、干燥、脱屑者不宜。

当归洗方——瘙痒伴皮肤粗糙肥厚

组方：当归 15 克，地肤子 15 克，樟木 15 克，薄荷 15 克，甘草 10 克。

制法：以上中药加入适量清水，浸泡 30 分钟后，先起大火煮沸，后小火煎煮 30 分钟，去渣滤液备用。

用法：待药温适宜，熏洗患处，每日 1 次。

注意事项：不宜用于皮损破溃处。

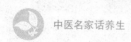

98

麦饭石洗浴，告别皮肤瘙痒

痒是一种自觉症状，几乎人人都有感受，老年人更是深受其害。引起皮肤瘙痒的原因很多，除由皮肤病引起的，如荨麻疹、银屑病、疥疮、癣及皮炎、湿疹等，还有包括精神因素、慢性肝病、肾病、糖尿病、血液病、肿瘤等全身性疾病。俗话说：痒比痛还难受。的确，许多患者都有这样的经历：皮肤痒得人心烦，忍不住就要搔抓，一直到出现抓痕、血痂，甚至皮破血流方可罢休。

在明确瘙痒原因、有的放矢治疗的同时，有一种简便易行方法可以减轻瘙痒，这就是麦饭石煎水外洗。将 500 克麦饭石在 3 000 毫升水中煮半小时后，进行药浴，水温在 24~30℃为宜，时间约 20 分钟，每周两次，皮肤瘙痒者大多会收到令人满意的止痒效果。

麦饭石是产于山谷溪水中的斑状豆砾石，我国古代叫作麦饭石，因其外观颇似大麦米饭团而得名。其含近二十种矿物质及微量元素，可吸附除去皮肤表面的污物，软化皮肤，补充皮肤的营养，明显减轻各种原因引起的瘙痒症状。我国古人早已发现该石可以治疗"皮肤病、肿胀、皮疖、皮外伤等"，尤其是用它作为药浴时的药物，沐浴后可使瘙痒明显减轻。麦饭石在一些大型超市或中药店中均可买到。

99

槐花清蒸鱼，缓解银屑病

银屑病是一种难治而易发的慢性皮肤病，有免疫异常、内分泌紊乱、代谢障碍、精神刺激、感染、遗传等多种致病因素。中医认为，此病与肺、脾功能失调，感受风寒、风湿、湿热之邪，导致气血运行失畅而形成血热、血瘀、阴虚血燥等有关，只有祛除病邪、解除病理，方能使气血调畅、肺脾功能健运，促进康复。

—— 槐花清蒸鱼药膳方

槐花 15 克，葱白 7 枚，紫皮蒜 20 克，鲫鱼或鲤鱼 500 克，姜片、盐、料酒适量。将鱼洗净，去鳞、鳃、内脏，鱼体躯干部斜切 3~5 刀，放入砂锅，加葱、姜、蒜、盐、料酒和适量清水，在温火上蒸 20 分钟。然后放入洗净的槐花，加味精、香油少许，即可食用。

槐花是一味清热泻火、凉血止血的常用中药，历来不仅用于治疗各种出血，也常用来治各种疔疮肿毒等皮肤病。槐花治银屑病，民间早有应用，其可靠疗效近年还有过一些临床报道，据说有效率可达 94%。现代研究表明，槐花具有降低毛细血管通透性、抗炎、抗菌、抗溃疡、改善血液循环等作用。

鲫鱼或鲤鱼有健脾利湿、除湿热之功，而脾虚湿热是多数银屑病患者的共同病机，故常食也有助于康复。药膳方中的葱白和紫皮蒜，不只是调味品，它们更具通阳解毒功能，能祛除风湿之邪，可治疗多种皮肤病。本方除对银屑病具有一定疗效，而且可治暑疖、痈疽、淋巴结核、痔疮下血等证。

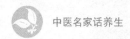

一般地说，入膳的槐花应为干燥花朵。最好在夏季花初开时采收，除去杂质，当天晒干。这种槐花干品呈黄色或淡棕色，色泽鲜艳，不易变质；若沾露水或雨水，隔日晒干，则色易变黑，易霉烂。花未开时采收的花蕾，晒干后称为槐米，也有相同功效，剂量同槐花。槐花、槐米均宜装入木箱，置阴凉干燥处保存、备用。一旦霉变，应丢弃不用。

由于银屑病有寻常型、脓疱型、关节炎型、红皮病型等多种表现，患者个体差异又大，故中医治疗还需辨证论治、辨证用膳。此食疗方功能重在清热利湿，对表现为红色丘疹上覆盖多层银白色鳞屑、口渴、便秘、苔黄腻的寻常型且湿热盛者，有较好疗效。其他类型的银屑病患者，在辨证用药同时也可试用本方，只是效果不一定明显。大便溏薄、舌苔白腻的脾胃虚寒者，当酌情减槐花。

100

生发小妙方，应对"发际线"危机

现代社会，随着生活节奏的加快，竞争压力的增强，作息规律的紊乱以及各种身心疾病的影响等，"聪明绝顶"的脱发人士越来越多。从医学角度分析，脱发的种类很多，原因也各不相同，如雄激素性脱发（也就是我们常说的脂溢性脱发）、斑秃（俗称"鬼剃头"）、神经内分泌性脱发（如产后脱发）以及药物性脱发（如放、化疗后）等。如果各种原因造成的脱发没有破坏毛囊，那么头发还是能够再生的；毛囊一旦被破坏，萎缩，甚至消失，那就"生发无望"了。从中医学理论上看，"肾华在发，发为血之余"，即头发的生长依赖于先天肾中之精及后天气血濡养。若先天不足，肾精亏虚，或后天失养，精血耗伤，湿热积滞，毛发失去滋养，即可导致发焦毛枯，毛发不生。在此，我们介绍几个促进头发生长的外用小验方，制作使用相对简便，有脱发困扰且毛囊尚未被破坏的患者不妨一试。

双叶方——头发油腻易脱落

组方：参叶 15 克，生侧柏叶 15 克，菟丝子 15 克，赤芍 15 克，红花 6 克，骨碎补 15 克。

制法：以上中药加入 60 度白酒 500 毫升，浸泡 1 周后，去渣备用。

用法：以棉签蘸药酒涂于患处，每日早晚各 1 次。

按语：参叶、生侧柏叶可祛风寒，除湿毒，清除头皮油脂；菟丝子、骨碎补有补肾强精之功效，佐以赤芍、红花活血通经。适用于因痰湿、风毒合并肾气不足引起的头发脱落。

海艾汤——斑秃

组方：艾叶、菊花、薄荷、防风、藁本、藿香、甘松、蔓荆子、荆芥各 10 克。

制法：以上药物加水 1 000 毫升，煎至 300 毫升，连渣倒入敞口容器内。

用法：先用热气熏面，待温度适宜，蘸洗脱发头皮。

按语：适用于血虚肌肤失养，风热乘虚攻注，毛发脱落成片，皮肤光亮，痒如虫行的斑秃患者。

旱莲草散——头发毛躁枯槁

组方：干菊花 10 克，蔓荆子 15 克，干柏叶 10 克，川芎 15 克，桑根 10 克，白芷 15 克，细辛 10 克，旱莲草根茎、花叶各 5 克。

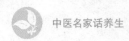

制法：以上药物加入蒸馏水 1 000 毫升，最后加入甘油适量，配制成药水。

用法：每天洗 1 次，1 剂可洗 2 次，每次洗 10~15 分钟。

按语：干菊花、蔓荆子、干柏叶、川芎、白芷、细辛等相配伍，可祛风活血解毒，桑根、旱莲草等滋阴养血，有助于头发生长。

四物汤加味——产后脱发

组方：制何首乌 20 克，当归 10 克，川芎 5 克，白芍 10 克，熟地黄 15 克，菟丝子 10 克。

制法：以上药物加入黑芝麻、黑豆、银耳适量为引，煎水服用。

用法：每日早晚各服用 1 次，至脱发停止，诸症悉退。

按语：方中熟地黄、当归补血养阴，川芎、白芍养血柔肝，何首乌养血益精、菟丝子补肾益精，再入黑芝麻、黑豆、银耳为引以加强补肾之效。以上诸药合用，共奏益气生血补肾之功。